U0270147

旋髂浅动脉穿支皮瓣
——口腔颌面部应用

Superficial Circumflex Iliac Artery Perforator Flap

Oral Maxillofacial Reconstruction

主审 邱蔚六

编著 何 悦 阮 敏

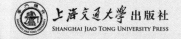

上海交通大学出版社
SHANGHAI JIAO TONG UNIVERSITY PRESS

内容提要

肿瘤切除及外伤等原因造成的颌面部软组织缺损是临床常见病症，最有效的治疗手段是应用各种皮瓣覆盖创面。旋髂浅动脉穿支皮瓣是以旋髂浅动脉血管为血管蒂的一种穿支皮瓣，具有部位隐蔽、修复面积大、局部损伤小等优点，被广泛应用于头颈部及四肢软组织缺损的重建。本书介绍了旋髂浅动脉穿支皮瓣的历史和解剖，突出展示旋髂浅动脉穿支皮瓣在口腔颌面部缺损修复中的应用并附临床操作实例，同时还介绍了相应的显微外科缝合技术及微血管吻合器在口腔颌面修复重建中的应用基础与最新应用进展。本书以临床图片为重点，对旋髂浅动脉穿支皮瓣在颌面部修复中的应用进行介绍，技术实用性强，易于消化理解，对于头颈部肿瘤外科和修复重建外科医学工作者具有较大的临床指导意义。本书可供即将从事口腔颌面外科、头颈外科或是肿瘤修复重建外科医师阅读。

图书在版编目（CIP）数据

旋髂浅动脉穿支皮瓣：口腔颌面部应用 / 何悦，阮敏编著.
—上海：上海交通大学出版社，2017
ISBN 978-7-313-18299-9

Ⅰ.①旋…　Ⅱ.①何…②阮…　Ⅲ.①口腔颌面部疾病 –
损伤 – 皮肤 – 移植术（医学）　Ⅳ.① R622

中国版本图书馆 CIP 数据核字（2017）第 262832 号

旋髂浅动脉穿支皮瓣——口腔颌面部应用

编　　著：何　悦　阮　敏
出版发行：上海交通大学出版社　　　　　　地　　址：上海市番禺路 951 号
邮政编码：200030　　　　　　　　　　　　电　　话：021-64071208
出 版 人：谈　毅
印　　制：常熟市文化印刷有限公司　　　　经　　销：全国新华书店
开　　本：880 mm × 1230 mm　1/32　　　印　　张：4
字　　数：60 千字
版　　次：2017 年 11 月第 1 版　　　　　　印　　次：2017 年 11 月第 1 次印刷
书　　号：ISBN 978-7-313-18299-9/R
定　　价：58.00 元

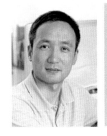

编著者简介

何　悦

口腔颌面—头颈肿瘤领域医学专家，上海交通大学医学院附属第九人民医院口腔颌面—头颈肿瘤科行政副主任，主任医师，上海交通大学教授，博士研究生导师，上海市"五一劳动奖章"获得者，上海市优秀学科带头人，"邱蔚六"口腔颌面外科曙光奖获得者，上海市教委曙光学者，上海市科委启明星，上海交通大学"晨星学者"。在口腔颌面—头颈肿瘤的诊治特别是穿支皮瓣在口腔颌面—头颈部的临床应用和研究方面潜心专研、建树颇丰，相关研究获得国家"863"计划、国家自然科学基金等 16 个项目的资助。现任国际牙医学院院士、亚洲口腔颌面外科医师协会执委、中华口腔医学会口腔颌面外科专委会学术秘书及常委、《中国口腔颌面外科杂志》编委、SORG 中国区执委、国际颅颌面医师协会委员、国际穿支皮瓣医师协会委员、上海市显微外科协会委员等多个学术团体兼职。在口腔颌面—头颈部修复重建领域提出了穿支皮瓣适用于口腔颌面—头颈部缺损修复的适应证，筛选了口腔颌面部适用的穿支皮瓣类型，并建立了一套完整规范的围术期流程，将其临床应用的成功率提高到 98% 以上，达到国际先进水平。主要研究成果获得上海市科技进步奖一等奖，并被国际权威专家英国利物浦大学 James Brown 教授和日本东京大学 Isao Koshima 教授评价为本领域国际上最优秀的专家和团队之一。

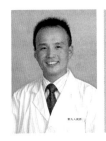

编著者简介

阮 敏

　　口腔颌面—头颈肿瘤领域医学专家，上海交通大学医学院附属第九人民医院口腔颌面—头颈肿瘤科副教授、副主任医师，硕士研究生导师，中国抗癌协会头颈肿瘤专业委员会青年委员会委员，世界华人肿瘤医师协会委员，上海市口腔医学会口腔颌面—头颈肿瘤专业委员会委员，上海市科技奖励评审专家，AO讲师，美国纽约斯隆—凯特琳癌症中心（Memorial Sloan-Kettering Cancer Center）及德克萨斯大学MD安德森癌症中心（MD Anderson Cancer Center）访问学者，主要从事口腔颌面—头颈肿瘤的外科治疗，在口腔颌面—头颈肿瘤的联合根治手术及术后缺损的修复重建上具有丰富的临床经验。主持国家自然科学基金 3 项，上海市自然科学基金 1 项，先后入选全国优博提名，上海市"浦江人才"，上海市教委优秀青年骨干教师，上海交通大学"晨星学者"，上海交通大学口腔高峰学科"卓越医师"，上海交通大学医学院"新百人计划"等人才培养计划。参编专著 2 部，获得实用新型专利 1 项，累计发表学术论文 30 余篇，其中第一作者 21 篇，SCI 收录 16 篇。

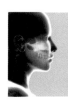

序

　　在颌面外科领域，由于口内感染环境，口腔颌面部肿瘤切除后组织缺损的修复更为困难。1973 年，杨东岳首次成功采用下腹部游离皮瓣一期修复面颊部肿瘤切除后洞穿性缺损，开创了皮瓣外科技术在颌面外科应用的先河，也极大地推动了颌面显微外科的发展。

　　在皮瓣外科发展史中，穿支皮瓣的出现开创了皮瓣外科小型化、精细化、薄型化、微创化时代，更好地体现"缺什么补什么"的组织修复原则，使皮瓣外科真正走向"自由王国"。旋髂浅动脉穿支皮瓣在全身众多穿支皮瓣供区中是位置更为隐蔽、切取后对供区外形及功能影响最小，且该皮瓣可携带较多皮下组织满足口腔颌面部肿瘤切除后无效腔的填塞，最大限度地满足受区组织缺损修复的外形及功能需求，更好地体现了组织修复的"得失比"原则。

　　何悦、阮敏教授编著的《旋髂浅动脉穿支皮瓣——口腔颌面部应用》一书，以图解形式详细介绍了旋髂浅动脉穿支皮瓣的历史、解剖、应用细节及临床实例，令人信服地展示了该皮瓣在颌面肿瘤治疗中的优越性，实用性强。相信该书的出版必将成为广大显微外科工作者有用的工具书和参考书，也有助于推动我国穿支皮瓣的研究和应用。

第二军医大学附属长征医院骨科主任，博士生导师
中华显微外科学分会主任委员　侯春林
2017 年 08 月 15 日

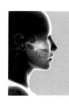

口腔颌面部恶性肿瘤根治术后造成的软硬组织缺损不仅影响外形美观，同时造成语言和吞咽等功能的减弱。口腔颌面部游离皮瓣转移修复不仅要消灭无效腔，还要提供满意的外形，最大限度地恢复口腔功能。传统皮瓣修复过程中会或多或少地损伤供区组织的结构与功能，包括牺牲主干血管和伴行神经、携带肌肉组织过多等。穿支皮瓣的出现让受区在获得美观和功能的同时使供区的损伤降低到最小，因而得到广大修复重建医生的青睐。

为推广穿支皮瓣在口腔颌面缺损修复中的应用，何悦教授带领团队在口腔颌面—头颈部修复重建领域提出穿支皮瓣应用于口腔颌面—头颈部缺损修复的适应证，筛选出旋髂浅动脉穿支皮瓣可能成为口腔颌面部缺损的最佳修复皮瓣之一。在此基础上，团队进行深入细致的尸体解剖研究，总结归纳旋髂浅动脉穿支皮瓣的血管走行、局部解剖及变异，为临床应用提供了坚实的解剖学基础。实际临床应用后效果良好，是修复口腔颌面部软组织缺损的合理方案，相关临床成果发表于国际国内知名杂志，获得上海市科技进步奖一等奖，并成功举办了国家级继续教育学习班"穿支皮瓣在口腔颌面缺损修复中的应用"，团队也由此被国际权威专家英国利物浦大学 James Brown 教授和日本东京大学 Isao Koshima 教授评价为本领域国际上最优秀的专家和团队之一。

穿支皮瓣的理念和技术应用推广普及较为缓慢，究其原因，主要是因为对手术医生的技能要求较高，解剖知识要求更细致、更全面。虽然已经有大量的书籍和文献可供手术医生学习，但是单纯的文字描述不仅抽象而且乏味枯燥，难以揣摩，读者不易直观把握重点及完全领会作者的意图，因此，临床实用性不强。本书聚焦旋髂浅动脉穿支皮瓣在口腔颌面部缺损修复中的临床应用，基于显微外科平台，详细介绍了旋髂浅动脉穿支皮瓣的应用历史、局部解剖、制备流程，并通过大量临床实拍高清图片展示该皮瓣的实际临床应用及应用过程中需要注意的各项细节，希望对于即将从事肿瘤修复重建外科的医生们有所帮助。

同时，医学新器械的出现对于皮瓣移植的成功与应用起到了良好的助推作用，保证效果、简化操作、方便应用。因此，在本书中也专门介绍了微血管吻合器的使用方法和应用体会，希望对临床工作有所裨益。

在肿瘤缺损修复重建领域，随着科学技术的迅猛发展，各个专科对本专业相关的临床医疗技术应用不断提出更高的要求。限于本书的篇幅和作者的水平，在内容的甄选、图片质量、专业水平、临床资料收集等方面可能存在缺点和问题，恳请读者提出批评和建议，以便再版时补充和更正。

本书初稿完成后，上海交通大学医学院附属第九人民医院，我国著名口腔颌面外科专家邱蔚六院士在百忙之中审阅了书稿，并提出了许多宝贵意见，在此致以衷心的感谢！

何悦

2017 年 9 月于上海

目录

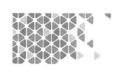

1 旋髂浅动脉穿支皮瓣历史概述

过去的一个世纪，按皮瓣血循环的类型将皮瓣分为任意型皮瓣和轴型皮瓣。最初，任意皮瓣的获取是选择邻近组织缺损的部位，而无专门的知识去获得可靠的血供，这些随意皮瓣有时存活而有时坏死，在制备上要求有严格的长宽比例；随着胸三角肌皮瓣和腹股沟皮瓣等轴型皮瓣的出现，可靠的血供使全身各部轴型皮瓣迅速发展。因此，游离的显微血管组织转移也得到迅猛发展，远隔部位的组织移植得以实现。

1.1 穿支皮瓣的出现及应用

20世纪70年代末至80年代，带蒂的肌皮瓣或血管化的游离肌皮瓣修复大面积软组织缺损成为很流行的手术。肌皮瓣的优点在于有可靠的血供，足够的组织量修复大面积缺损，被广泛应用，解决了很多不同的临床难题。然而，采用大组织量的肌皮瓣修复组织缺损，不但影响受区的功能与外形，也造成了供瓣区的功能缺失。

穿支皮瓣（perforator flap）的概念始于20世纪80年代后期。先行者Koshima、Soeda、Kroll和Rosenfield介绍了基于肌皮穿支动脉的皮瓣。该种皮瓣是由皮肤和皮下脂肪组成，仅以管径细小的皮肤穿支血管供血的一种小型轴型皮瓣。穿支皮瓣的这一发现及稍后应用于临床被认为是修复重建外科的新纪元。

穿支血管(perforator vessels)指由源血管(source vessels)发出，

穿经深筋膜为皮下组织和皮肤供血的营养血管，包括直接穿支（direct perforators）和间接穿支（indirect perforators）两类。在直接穿支中，又可以分为肌间隔（隙）直接穿支（direct septocutaneous perforator）和皮肤直接穿支（direct cutaneous perforator）。①肌间隔（隙）穿支：经肌间隔（隙）穿过深筋膜到达皮下组织和皮肤，多存在于肌肉细长的四肢肌间隙（位于功能相同的肌肉之间）或肌间隔（位于肌群与肌群之间）的部位，分开肌间隔（隙）可见到穿支血管起自深部主干动脉。肌间隔穿支供养的皮瓣称为肌间隔（隙）穿支皮瓣。②皮肤直接穿支：不经过肌肉内或肌间隔（隙），而直接由源血管发出穿支穿过皮下脂肪结缔组织进入皮肤。

间接穿支也称间接肌皮穿支（indirect musculocutaneous perforator），经过深层的肌肉后再穿过深筋膜到达皮下组织和皮肤，切开深筋膜后可通过向肌肉深层追踪解剖获得较长、较粗的血管蒂。肌皮穿支供养的皮瓣称为肌皮穿支皮瓣（见图 1-1 和图 1-2）。

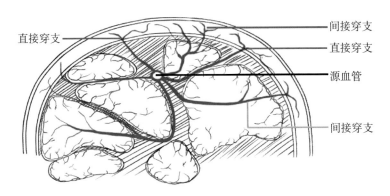

图 1-1　穿支皮瓣、穿支血管分类示意图

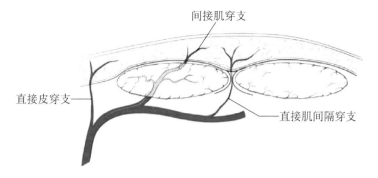

间接肌穿支

直接皮穿支

直接肌间隔穿支

图 1-2　直接皮穿支、直接肌间隔穿支和间接肌穿支

1.2　旋髂浅动脉穿支皮瓣的应用历史

旋髂浅动脉（superficial circumflex iliac artery，SCIA）穿支皮瓣属于髂腹股沟穿支皮瓣系统。髂腹股沟区是指从髂嵴前 1/3 至耻骨结节、腹股沟韧带上下 5 cm 之间的区域，此区域内有旋髂深动脉和旋髂浅动脉。1972 年，McGregor 和 Jackson 首次阐述了腹股沟皮瓣的解剖要点。Daniel 和 Taylor 在 1973 年首次应用旋髂浅动脉为蒂的腹股沟皮瓣修复下肢缺损。尽管腹股沟皮瓣拥有供区瘢痕隐蔽，可获取皮瓣面积大和无毛发等优点，但因为可获取动脉蒂短、血管解剖变异大、动脉管径小和皮瓣臃肿等不足，近 20 余年尚未得到普及。2004 年，Koshima 首次将旋髂浅动脉穿支（superficial circumflex iliac artery perforator，SCIP）皮瓣应用于四肢缺损的重建。旋髂浅动脉穿支皮瓣的制备不需要切取深筋膜和肌肉，从而避免因获取传统腹股沟皮瓣而造成腹壁疝等并发症。此后，伴随术前血管筛查定位技术的改进及显微外科技术的深入发展，该皮瓣被陆续应用于四肢、阴茎、外耳道和头颈部缺损的重建。

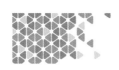

2.1　局部解剖

旋髂浅动脉穿支皮瓣由旋髂浅血管供血。旋髂浅动脉95%起于股动脉，发出点在腹股沟韧带下方5 cm以内，可以单独起始，也可共干发出（见图 2-1）。

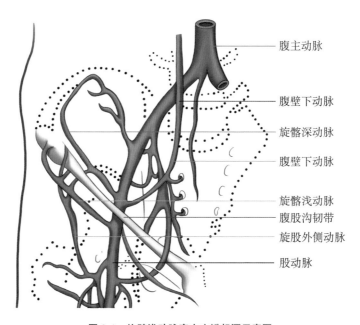

腹主动脉

腹壁下动脉

旋髂深动脉

腹壁下动脉

旋髂浅动脉

腹股沟韧带

旋股外侧动脉

股动脉

图 2-1　旋髂浅动脉穿支皮瓣起源示意图

旋髂浅动脉可分为深、浅两主支。浅支在筋膜深面行走 0.5 cm 即穿出阔筋膜，向髂前上棘方向走行，可远达棘上10 cm 处，超过脐平面，主要分布于腹股沟外侧半。深支在深筋膜下沿腹股沟韧带下方走行，在髂前上棘附近穿出深筋膜转向外下进入臀部，主要分布于股外侧上方及臀部（见图 2-2）。

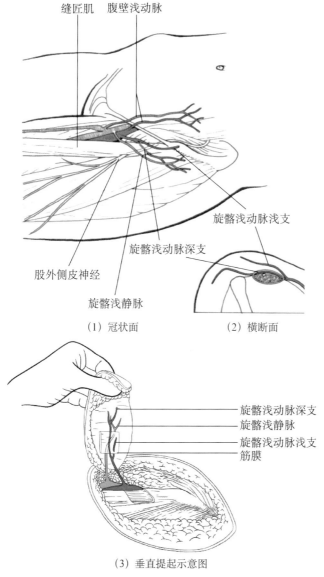

缝匠肌　腹壁浅动脉

旋髂浅动脉浅支

旋髂浅动脉深支

股外侧皮神经

旋髂浅静脉

（1）冠状面　　　　　　　　（2）横断面

旋髂浅动脉深支
旋髂浅静脉
旋髂浅动脉浅支
筋膜

（3）垂直提起示意图

图 2-2　旋髂浅动脉浅支与深支走行示意图

在旋髂浅动脉的管径研究上，Sinna 等通过 20 例标本的解剖发现旋髂浅动脉的平均管径为（1.92±0.6）mm。Hong 等对 79 例旋髂浅动脉穿支皮瓣的临床解剖研究发现，动脉的平均直径为 0.7 mm。我们结合 20 例尸体解剖和临床实际操作解剖，发现旋髂浅动脉近心端的管径为（0.7±0.2）mm，与 Hong 的研究结果一致。

旋髂浅动脉的分支与腹壁浅动脉、腹壁下动脉穿支、肋间动脉、肋下动脉、胸外侧动脉及腰动脉等皮支吻合，因此皮瓣供区范围大。旋髂浅动脉的伴行静脉与动脉平行，略粗于动脉。

2.2　应用解剖

为了得到旋髂浅动脉及回流静脉的解剖学精确图片，我们对 5 具尸体进行了针对性的局部区域性解剖，并获得了高清晰局部解剖图片（见图 2-3）。

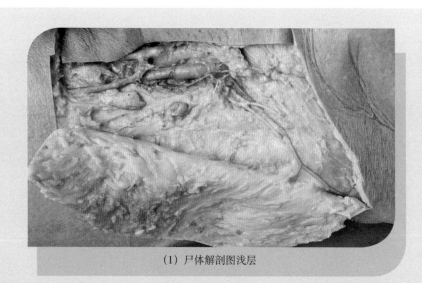

（1）尸体解剖图浅层

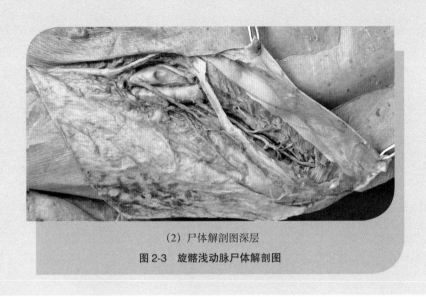

（2）尸体解剖图深层

图 2-3　旋髂浅动脉尸体解剖图

在血管穿支的分型上，根据旋髂浅动脉分支的类型，旋髂浅动脉穿支皮瓣可以分为"a 型"和"b 型"。"a 型"皮瓣有一个旋髂浅动脉分支（见图 2-4），"b 型"皮瓣有 1 个浅支和 1 个深支（见图 2-5）。

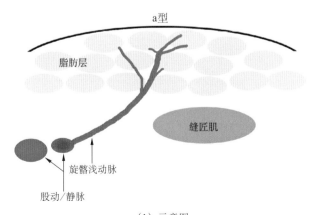

（1）示意图

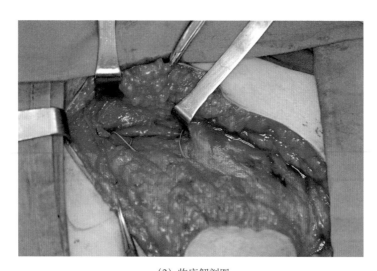

（2）临床解剖图

图2-4　旋髂浅动脉的分支类型（a型）

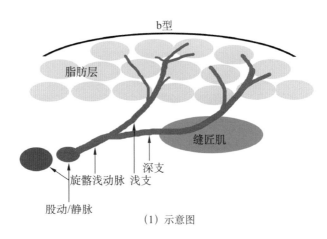

（1）示意图

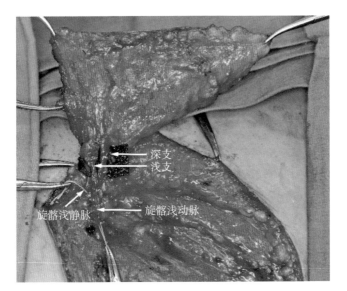

深支
浅支
旋髂浅静脉　　　旋髂浅动脉

（2）临床解剖图

图2-5　旋髂浅动脉的分支类型（b型）

2.3　解剖分型

根据术前计算机断层血管造影（computed tomography angiography，CTA）和术中的解剖，旋髂浅动脉与旋髂深动脉和腹壁浅动脉的关系可以分为5型。旋髂浅动脉与旋髂深动脉和腹壁浅动脉的关系在皮瓣的设计制备尤其是同时获取髂骨的嵌合皮瓣中具有重要的指导意义。

2.3.1　Ⅰ型

旋髂浅动脉、旋髂深动脉和腹壁浅动脉分别起源于股动脉，且起始处间距≥5 mm（见图2-6）。

2.3.2　Ⅱ型

旋髂浅动脉、旋髂深动脉分别起源于股动脉，且起始处间距＜5 mm（见图2-7）。

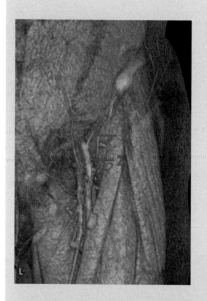
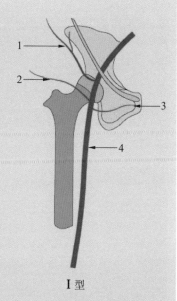

I 型

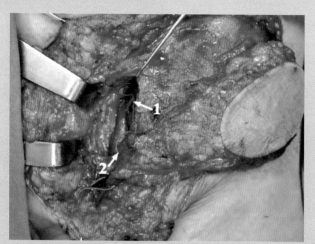

注：1. 旋髂浅动脉；2. 旋髂深动脉；3. 腹壁浅动脉；4. 股动脉

图 2-6　旋髂浅动脉与毗邻动脉的关系（I 型）

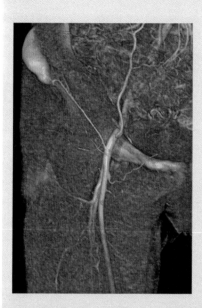

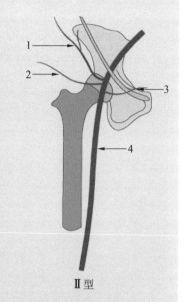

Ⅱ型

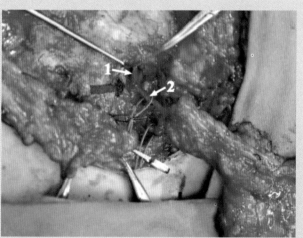

注：1. 旋髂浅动脉；2. 旋髂深动脉；3. 腹壁浅动脉；4. 股动脉

图2-7　旋髂浅动脉与毗邻动脉的关系（Ⅱ型）

2.3.3　Ⅲ型

旋髂浅动脉和旋髂深动脉共干起源于股动脉，共干段
≥ 3 mm（见图 2-8）。

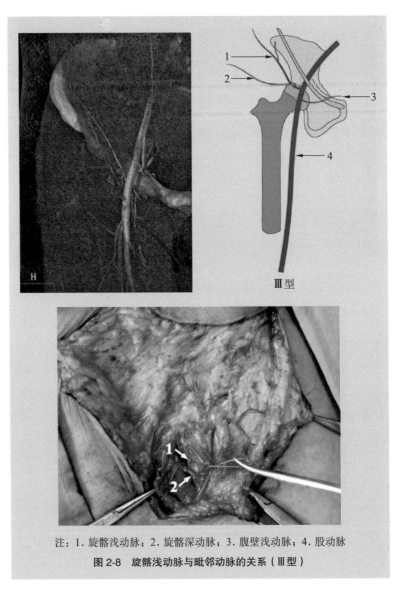

注：1. 旋髂浅动脉；2. 旋髂深动脉；3. 腹壁浅动脉；4. 股动脉

图 2-8　旋髂浅动脉与毗邻动脉的关系（Ⅲ型）

2.3.4 Ⅳ型

旋髂浅动脉和旋髂深动脉共干起源于股动脉，共干段 <3 mm（见图 2-9）。

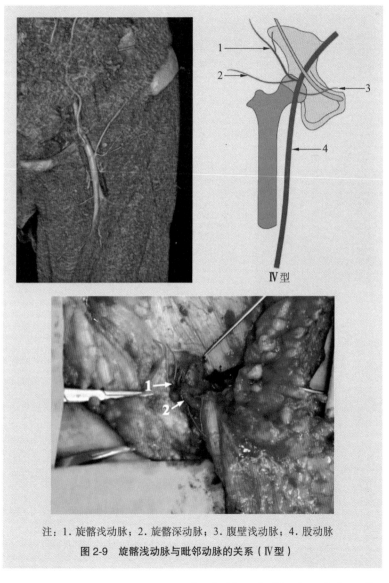

注：1. 旋髂浅动脉；2. 旋髂深动脉；3. 腹壁浅动脉；4. 股动脉

图 2-9　旋髂浅动脉与毗邻动脉的关系（Ⅳ型）

2.3.5　V型

旋髂浅动脉和腹壁浅动脉共干起源于股动脉（见图2-10）。

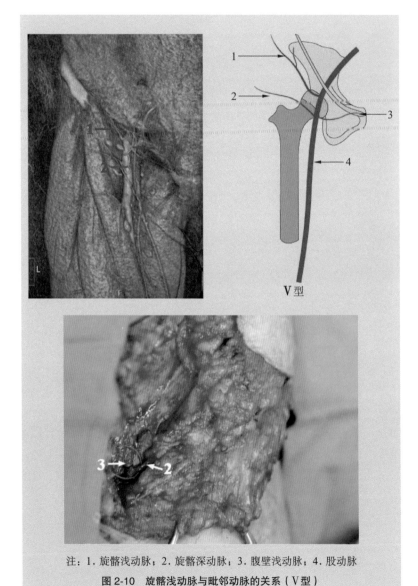

注：1.旋髂浅动脉；2.旋髂深动脉；3.腹壁浅动脉；4.股动脉

图2-10　旋髂浅动脉与毗邻动脉的关系（V型）

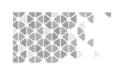

3　旋髂浅动脉穿支皮瓣制备

3.1　术前评估

3.1.1　临床检查评估

腹股沟区的临床检查，包括瘢痕、外伤、妇科手术及疝气等。

3.1.2　影像学评估

穿支血管的管径和位置在不同的个体之间具有很大的变异，因此术前影像学检查对皮瓣成功移植具有重要的作用。血管定位的技术很多，如手持式多普勒超声、彩色多普勒超声、CTA 和磁共振血管造影（magnetic resonance angiography，MRA）。

1）术前 B 超检查评估

手持式多普勒超声具有体积小便于携带、检查无创和花费低的优点。但是，对血管周围的软组织和血管的三维图像不够精确。相对于手持式多普勒，彩色多普勒超声同样是无创的，但可以精确地显示血管周围软组织形态，还可以定量地检测血流速率。在我们的研究中，彩色多普勒超声可精确地探测到旋髂浅动脉的分支和穿支的位置（见图 3-1 和图3-2）。

2）术前 CTA 检查评估

CTA 直观形象地显示了血管的走行、管径及其与周围组织的关系。Yang 等应用 CTA 辅助设计股前外侧皮瓣移植，结果显示术中解剖和术前 CTA 测量的穿支管径和位置均没有

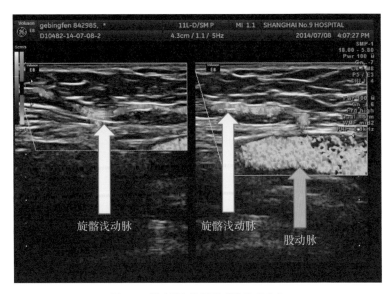

图 3-1　股动脉与旋髂浅动脉 B 超定位

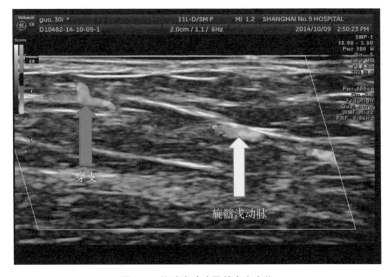

图 3-2　旋髂浅动脉及其穿支定位

差异，相对于传统手术组，术前 CTA 检查可以显著降低术后皮瓣移植并发症的发生率。何悦等将 CTA 应用于腓肠内侧动脉穿支皮瓣的定位，穿支的数目和位置均与术中解剖吻合。在该研究中，术前 CTA 清晰定位了旋髂浅动脉的走行和分支，有利于皮瓣设计和缩短制备时间，提高皮瓣移植的安全性（见图 3-3）。

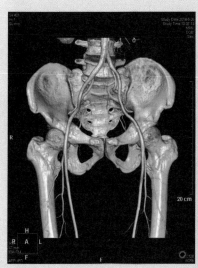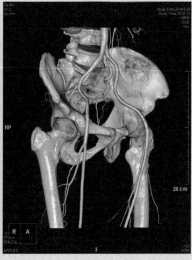

CTA 正面位　　　　　　　　CTA 背面位

图 3-3　术前 CTA 检查

3）术前 MRA 检查评估

相对于 CTA，MRA 同样可以在术前精确地评估供区穿支血管，有助于穿支的选择和皮瓣设计，缩短手术时间，提高皮瓣成功率，MRA 避免患者暴露于放射线，可能是穿支血管术前评估的理想选择（见图 3-4）。

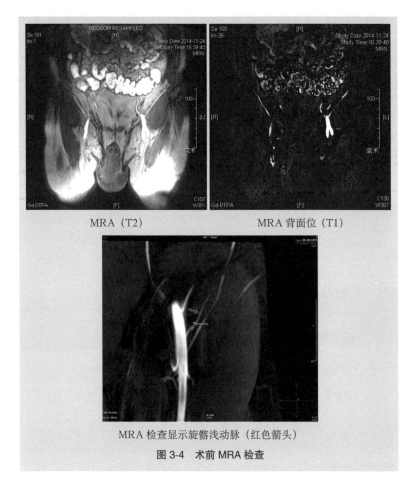

MRA（T2）　　　　　　　MRA 背面位（T1）

MRA 检查显示旋髂浅动脉（红色箭头）

图 3-4　术前 MRA 检查

3.2　临床制备流程

3.2.1　制备流程

（1）首先标记髂前上棘和耻骨结节，而后于髂前上棘和耻骨结节连线中点，即腹股沟韧带中点偏内侧触摸到股动脉搏动点，标记股动脉纵轴。

（2）切开皮瓣的内侧缘和腹股沟延长切口的皮肤和皮下组织。一般在皮下脂肪浅层即可发现一支粗大的静脉，此即旋髂浅静脉，该静脉走行与腹股沟韧带平行。

（3）小心避开该血管，打开浅筋膜，于其深面继续行锐性分离。有时深筋膜深面的脂肪层内即可发现有细小的血管分支穿出，这些血管可以作为寻找旋髂浅动脉的一个标记。

（4）如果浅支缺如，也可以直接切开脂肪至深筋膜。在深筋膜浅面，分别向头侧方向和足侧方向分离一段距离。此时将深筋膜浅面充分显露，可发现深面隐约可见的轴型血管。

（5）打开深筋膜，可见到深面的旋髂浅动脉血管束。沿血管主干向内侧分离，注意主干发出至浅面的浅支，至深面的肌支等血管，需要分别予以结扎、离断。继续向内分离，可至股三角区域。

（6）一旦确定穿支，切开皮瓣的其余部分，并将旋髂浅动脉向近端和远端解剖到足够长度。

3.2.2 实例操作

实例操作步骤如图 3-5 所示。

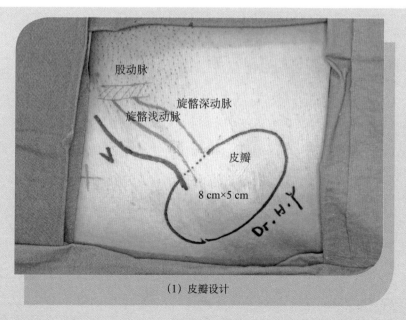

股动脉

旋髂深动脉

旋髂浅动脉

皮瓣

8 cm×5 cm

Dr.H.Y

（1）皮瓣设计

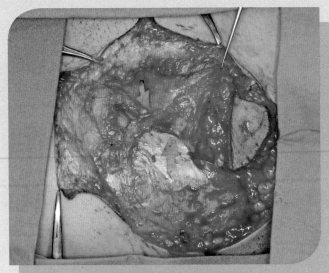

（2）显露旋髂浅动脉穿支及回流静脉

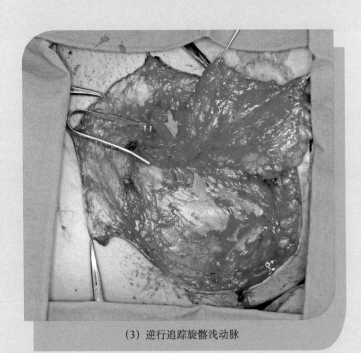

（3）逆行追踪旋髂浅动脉

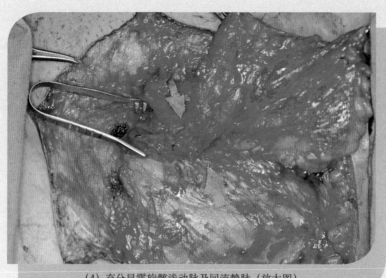

（4）充分显露旋髂浅动脉及回流静脉（放大图）

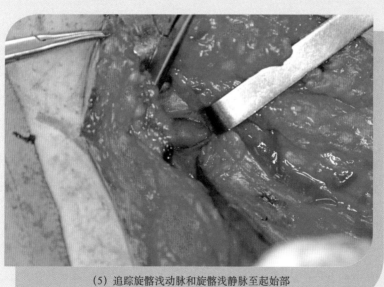

（5）追踪旋髂浅动脉和旋髂浅静脉至起始部

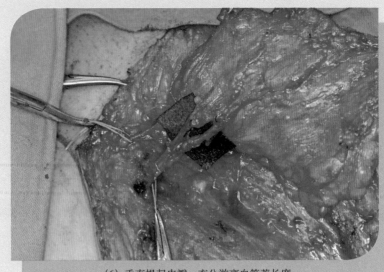

（6）垂直提起皮瓣，充分游离血管蒂长度

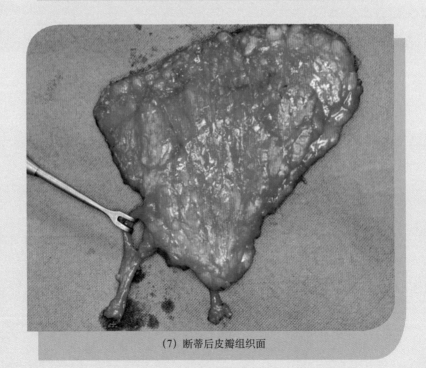

（7）断蒂后皮瓣组织面

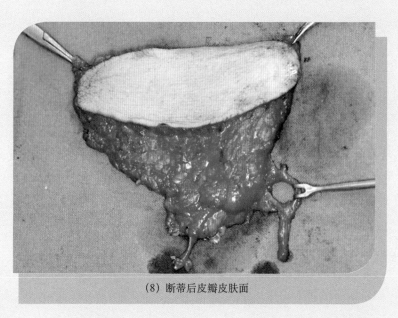

（8）断蒂后皮瓣皮肤面

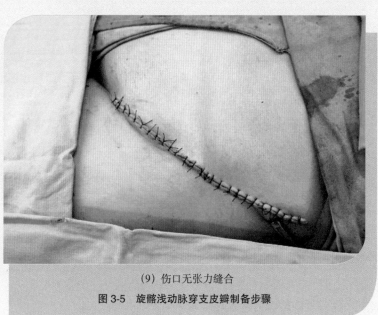

（9）伤口无张力缝合

图 3-5　旋髂浅动脉穿支皮瓣制备步骤

3.3 临床制备注意事项

（1）血管解剖变异大，须仔细寻找并确认穿支。

（2）取瓣过程中，操作轻柔，适当保留穿支主干周围的筋膜结缔组织。

（3）在小分支血管结扎过程中，打结远离穿支主干，避免局部筋膜扭转牵拉。

（4）尽量于根部结扎血管，获取最长限度的游离血管蒂，便于后续血管吻合。

（5）断蒂时可以先剪断静脉，观察血液回流情况，然后再剪断动脉。

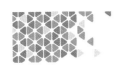

4 显微外科与超显微外科

4.1 常用显微外科器械

4.1.1 显微外科器械的特点

（1）如子弹头形状的均匀。

（2）带精细齿，用于平滑操作。

（3）咬针部位的精细齿是精密机床打磨制造的，对针无伤害。

（4）边缘弯曲，在缝合时易于滑动，不卡线。

（5）钻石 TC 或钛合金带锁持针器，适用于各种型号的缝针，抓持更牢固。

（6）表面亚光，防止反射光干扰视线。

4.1.2 常用显微外科器械的种类

主要包括微型持针器、显微镊子、显微剪刀、微型血管钳和止血夹（见图 4-1~ 图 4-7）。

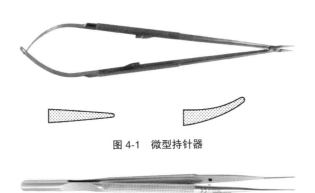

图 4-1　微型持针器

图 4-2　显微镊子

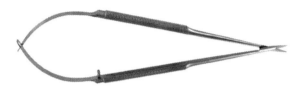

图 4-3　显微剪刀

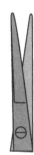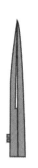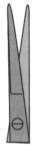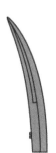

图 4-4　直剪与弯剪

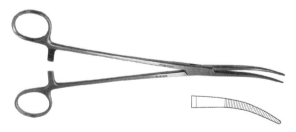

图 4-5　显微血管钳

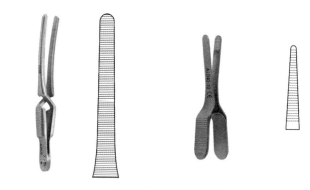

图 4-6　动脉夹与静脉夹

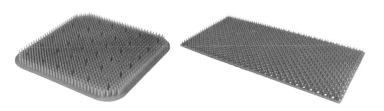

图 4-7　显微器械消毒专用硅胶垫

4.2　常用血管显微缝合方法

4.2.1　端端吻合（end to end microvascular anastomoses）

是当前显微血管最常用的吻合方法，这种吻合法符合生理的血流方向，能保持血液最大的流速和流量，其中二定点缝合法临床应用最为广泛。

二定点缝合法（nathan）：即 180°等距二定点牵引线缝合法，为临床上最常用。一般都采取第 1 针缝合助手侧壁（9 点），第 2 针缝手术者侧壁（3 点）；或第 1 针缝合上壁（12 点），第 2 针缝合下壁（6 点），然后加针缝合完前壁，翻转血管 160°~180°再缝合对侧壁。优点：显露清晰，缝合方便，针距易掌握。缺点：提起两针牵引线，管腔变扁，容易缝到对侧，这在缝静脉时须特别注意（见图 4-8）。

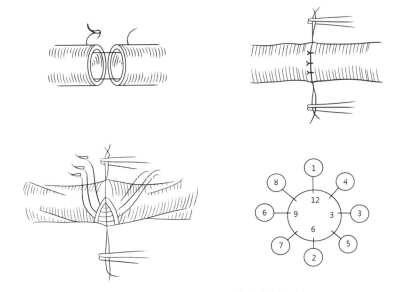

图 4-8　平行二定点选缝合血管前壁法及针序

4.2.2　端侧吻合（end to side microvascular anastomoses）

在血管一端不宜切断或两断端口径相差过大的情况下采用，王成琪氏法临床较为常用。

王成琪氏法：在选定开口处，血管外膜做适当修剪后以小圆针刺入血管壁挑起后用弯剪剪除，形成椭圆形口，口径应大于与之相吻合的断端口径，缝合的针序应根据血管游离段的长短而定。血管游离段长时，第 1 针缝合侧壁口的左手侧角，第 2 针缝合右手侧角，将血管翻向一边，第 3 针缝合后壁中间，然后放回显露前壁，第 4 针缝合血管前壁中间，再加针完成血管周壁。当血管游离段较短时，应先缝合血管后壁，不翻转血管，最后缝合前壁（见图 4-9）。

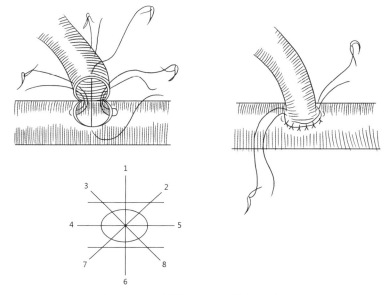

图 4-9　四定点先缝后壁端侧缝合法及针序

4.3　临床受区血管的选择

头颈部动静脉系统发达（见图 4-10 和图 4-11），临床受区血管的选择对于游离皮瓣的移植成功作用关键，血管的健康状态需要充分评估，是否经受过放化疗，是否有糖尿病相关性的内膜剥脱等。一般而言，动脉选择颌外动脉（见图 4-12）、甲状腺上动脉（见图 4-13）及颈横动脉（见图 4-14）作为受区动脉，选择颈内静脉的直接分支作为受区静脉。对于供区血管管径较细的血管，可以通过充分游离受区分支血管及其末端获得与供区皮瓣血管管径相匹配的受区吻和血管。

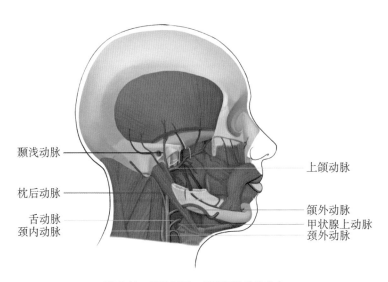

颞浅动脉

枕后动脉

舌动脉
颈内动脉

上颌动脉

颌外动脉
甲状腺上动脉
颈外动脉

图 4-10　口腔颌面 – 头颈部的动脉分布

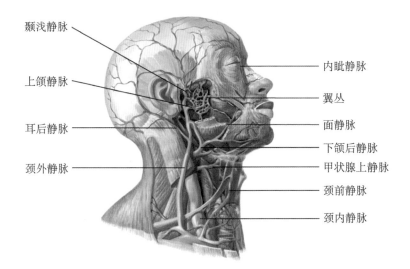

颞浅静脉

上颌静脉

耳后静脉

颈外静脉

内眦静脉

翼丛

面静脉

下颌后静脉

甲状腺上静脉

颈前静脉

颈内静脉

图 4-11　头颈部静脉回流系统

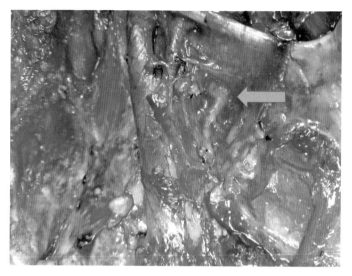

图 4-12　甲状腺上动脉系统

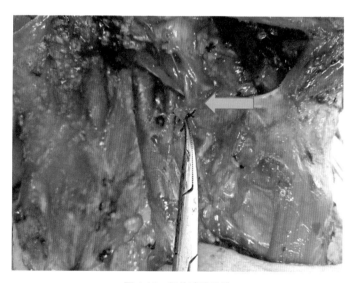

图 4-13　颌外动脉系统

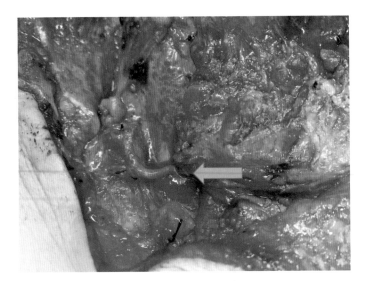

图 4-14　颈横动脉系统

4.4　超显微外科定义

对超显微外科目前已经达成共识，定义为吻合管径 0.3 ～ 0.8 mm 的微血管或单个神经束的微神经血管吻合技术。本研究中最细的旋髂浅动脉管径只有 0.3 mm，选择甲状腺动脉远心端和旋髂浅动脉行"端端吻合"。图 4-15 和图 4-16 显示了普通显微镜下和电镜下直径约 0.2 mm 的血管，图 4-17 显示了超显微缝合针和超显微缝合的淋巴管。

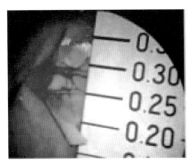

图 4-15　普通显微镜下 0.25 mm 血管

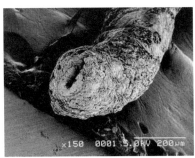

图 4-16　电镜下 0.2 mm 直径血管

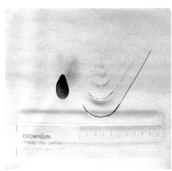 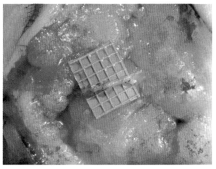

（1）超显微缝合针　　　　　　　（2）超显微缝合的淋巴管

图 4-17　超显微缝合针和超显微缝合的淋巴管

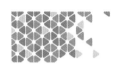

伴随穿支皮瓣理念和超显微外科技术在修复重建领域的推广，小穿支逐渐替代了大血管蒂成为临床缺损的首选修复方式。血管解剖研究发现，人体表面大约有 400 个皮穿支，理论上，只要供区允许，任何 1 个穿支血管均可以用来形成穿支皮瓣。旋髂浅动脉穿支皮瓣是以旋髂浅动脉血管为血管蒂的一种穿支皮瓣，具有部位隐蔽、修复面积大、局部损伤小等优点，作者应用该皮瓣进行唇部缺损、颊部缺损、舌部缺损、腭部缺损及磨牙后区缺损的修复，获得了较为满意的临床效果。

5.1 唇部缺损的修复

案例：患者何某某，男性，36 岁，因右下唇鳞癌外院术后复发，来本院求治。术前检查右下唇黏膜溃烂，颊侧黏膜浸润明显，唇红皮肤交界处受累，CT 扫描显示右下唇异常软组织影像，骨质未明显受累，完善术前准备，全麻下于肿块浸润范围外 1 cm，包括右侧口角、2/3 下唇、全层切除，应用旋髂浅动脉穿支皮瓣修复唇部缺损（见图 5-1）。

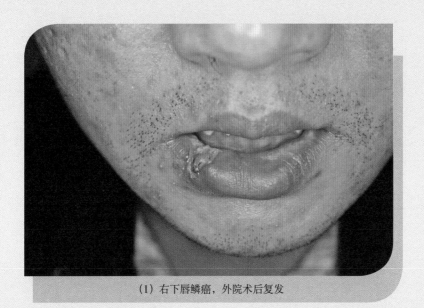

(1) 右下唇鳞癌，外院术后复发

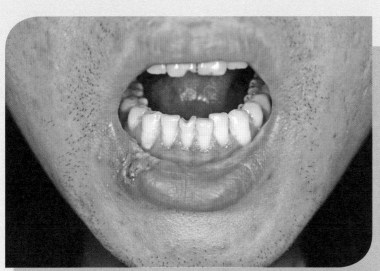

(2) 右下唇黏膜溃烂，颊侧黏膜浸润明显，唇红皮肤交界处受累

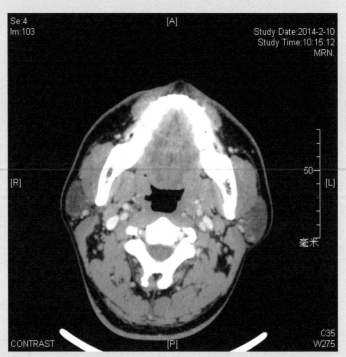

（3）增强 CT 扫描显示右下唇异常软组织影像，骨质未见明显受累

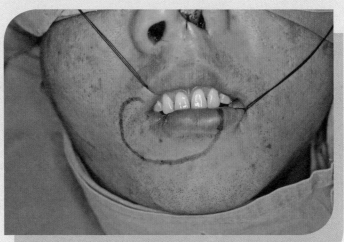

（4）肿块浸润范围外 1 cm，包括右侧口角、2/3 下唇行全层切除

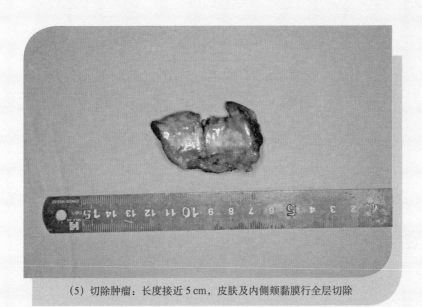

（5）切除肿瘤：长度接近5 cm，皮肤及内侧颊黏膜行全层切除

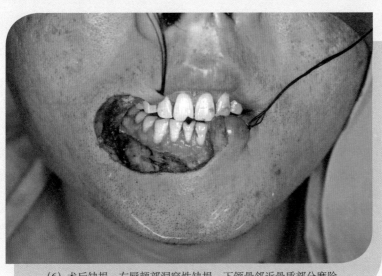

（6）术后缺损：右唇颊部洞穿性缺损，下颌骨邻近骨质部分磨除

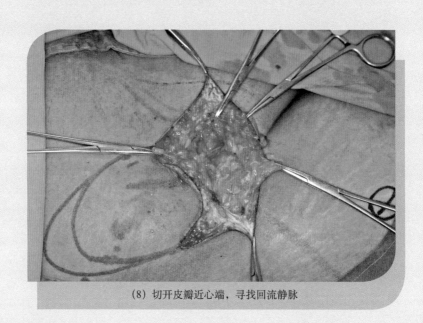

旋髂浅动脉

旋髂浅静脉

6 cm×9 cm

（7）皮瓣设计：标记旋髂浅动静脉体表投影，皮瓣大小 9 cm×6 cm

（8）切开皮瓣近心端，寻找回流静脉

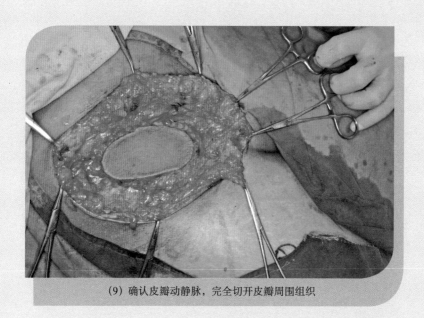

（9）确认皮瓣动静脉，完全切开皮瓣周围组织

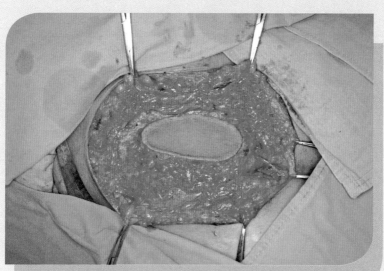

（10）小心解剖，结扎血管周围分支，向近心端追踪至血管起始处

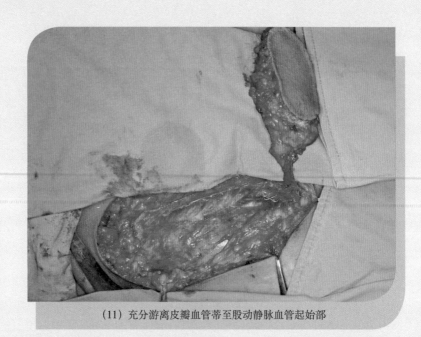

（11）充分游离皮瓣血管蒂至股动静脉血管起始部

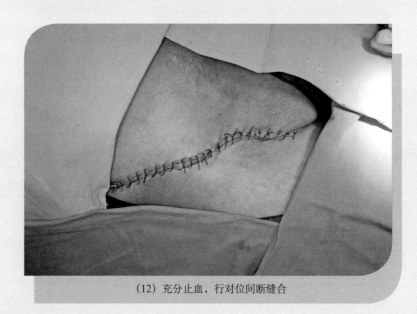

（12）充分止血，行对位间断缝合

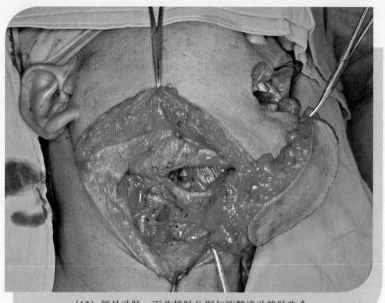

（13）颌外动脉、面总静脉分别与旋髂浅动静脉吻合

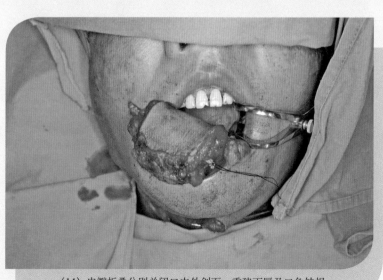

（14）皮瓣折叠分别关闭口内外创面，重建下唇及口角缺损

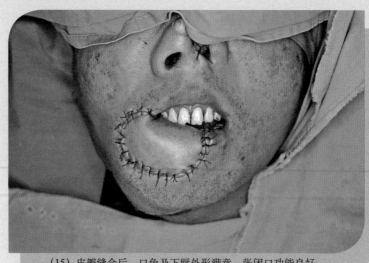

（15）皮瓣缝合后，口角及下唇外形满意，张闭口功能良好

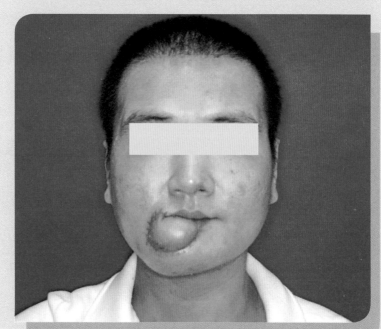

（16）术后愈合照片

图 5-1　唇部缺损的修复过程

5.2 颊部单纯黏膜缺损的修复

案例：患者徐某，女性，47岁，左颊部黏膜溃烂2个月未愈，局部疼痛，术前检查左颊部4 cm×3 cm溃疡面，基底及周围浸润，完善术前检查，全麻下先行活检，冰冻切片检查提示鳞癌，而后行左颊肿块扩大切除＋左侧肩胛舌骨上淋巴结清扫手术，应用旋髂浅动脉穿支皮瓣修复颊部缺损（见图5-2）。

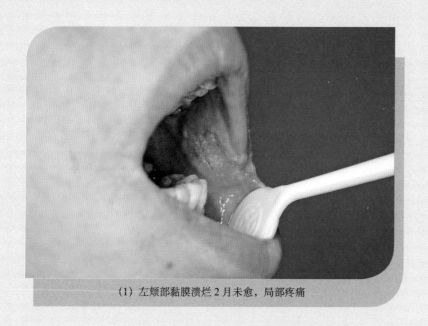

（1）左颊部黏膜溃烂2月未愈，局部疼痛

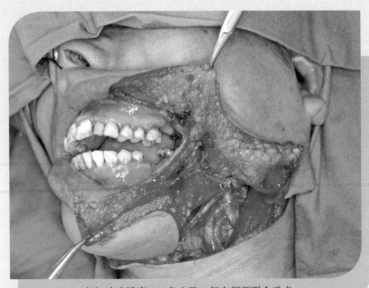

（2）冰冻鳞癌，口角入路，行左颊颈联合手术

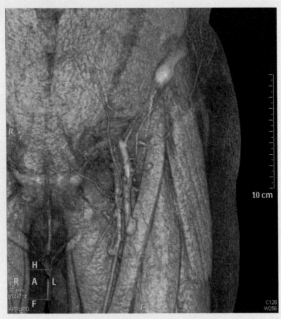

（3）术前 CTA 检查评估旋髂浅动脉穿支血管

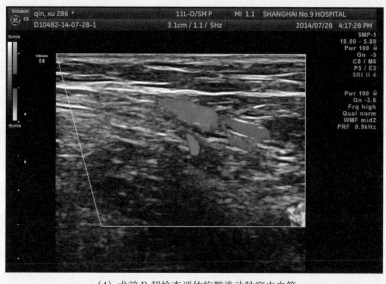

（4）术前 B 超检查评估旋髂浅动脉穿支血管

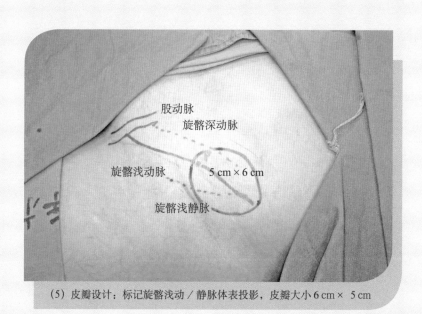

股动脉

旋髂深动脉

旋髂浅动脉　　5 cm × 6 cm

旋髂浅静脉

（5）皮瓣设计：标记旋髂浅动 / 静脉体表投影，皮瓣大小 6 cm × 5 cm

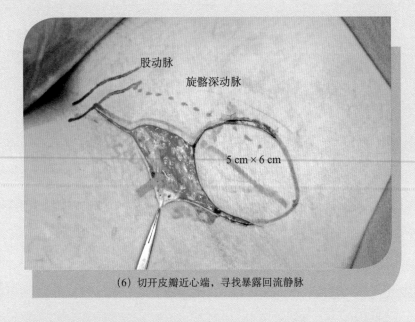

股动脉

旋髂深动脉

5 cm × 6 cm

（6）切开皮瓣近心端，寻找暴露回流静脉

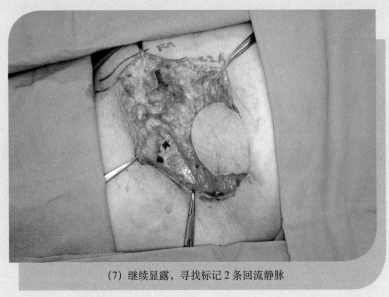

（7）继续显露，寻找标记 2 条回流静脉

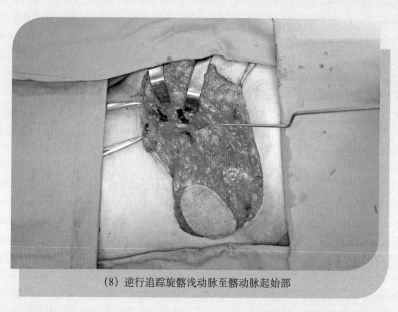

（8）逆行追踪旋髂浅动脉至髂动脉起始部

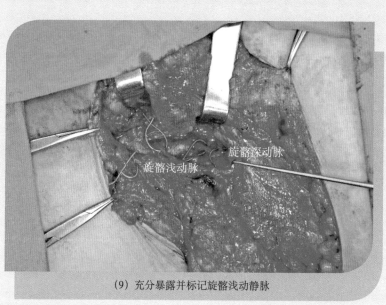

旋髂浅动脉　　旋髂深动脉

（9）充分暴露并标记旋髂浅动静脉

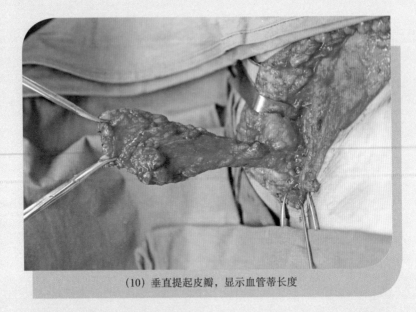

（10）垂直提起皮瓣，显示血管蒂长度

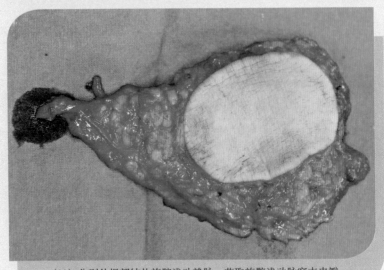

（11）分别从根部结扎旋髂浅动静脉，获取旋髂浅动脉穿支皮瓣

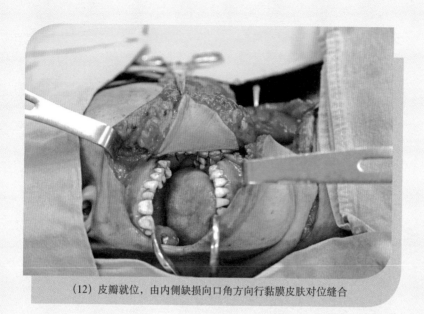

（12）皮瓣就位，由内侧缺损向口角方向行黏膜皮肤对位缝合

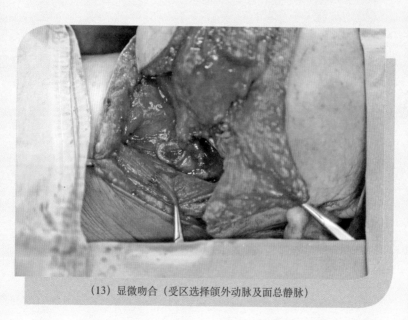

（13）显微吻合（受区选择颌外动脉及面总静脉）

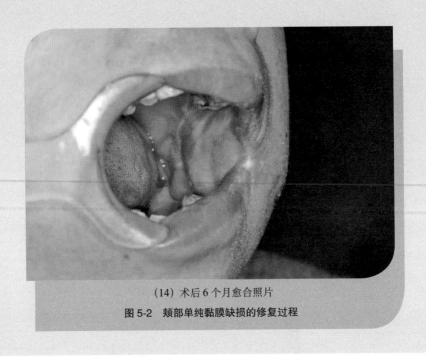

（14）术后 6 个月愈合照片

图 5-2　颊部单纯黏膜缺损的修复过程

5.3　颊部洞穿性缺损的修复

案例：患者陈某某，女性，40 岁，因右颊鳞癌外院术后复发入本院治疗。临床检查患者张口中度受限，口腔内可见复发肿瘤病灶，充满颊部下牙龈，右侧面颊部皮肤可见瘢痕，皮下肿块浸润。入院后，完善术前检查及行旋髂浅动脉穿支评估，而后行右侧颊部下颌骨复发肿块扩大切除，同期行颈部 I～IV 区淋巴结清扫，应用旋髂浅动脉穿支皮瓣修复颊部洞穿性缺损（见图 5-3）。

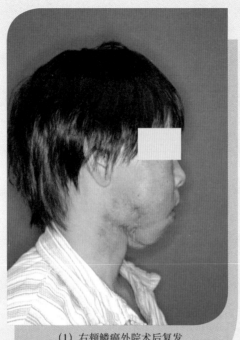

（1）右颊鳞癌外院术后复发

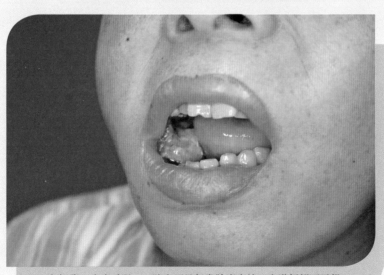

（2）张口中度受限，口腔内可见复发肿瘤病灶，充满颊部下牙龈

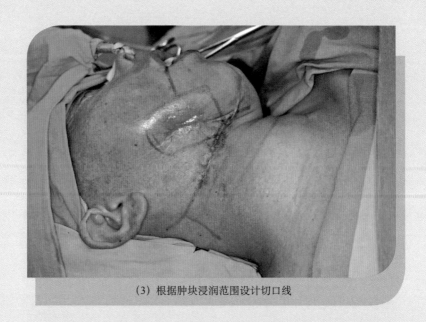

（3）根据肿块浸润范围设计切口线

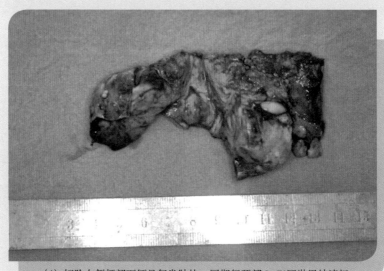

（4）切除右侧颊部下颌骨复发肿块，同期行颈部 I~IV区淋巴结清扫

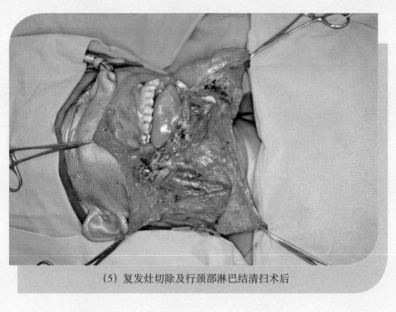

（5）复发灶切除及行颈部淋巴结清扫术后

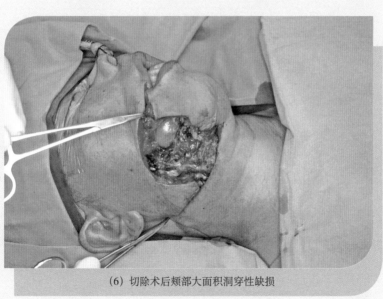

（6）切除术后颊部大面积洞穿性缺损

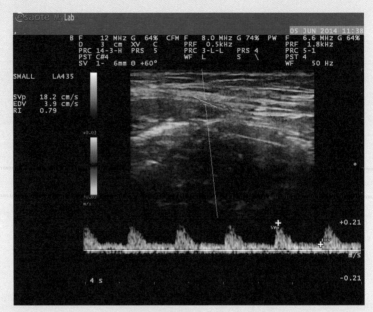

（7）术前 B 超检查评估穿支起始部位

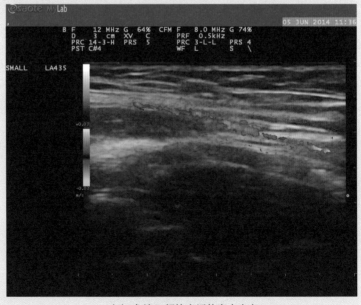

（8）术前 B 超检查评估穿支走向

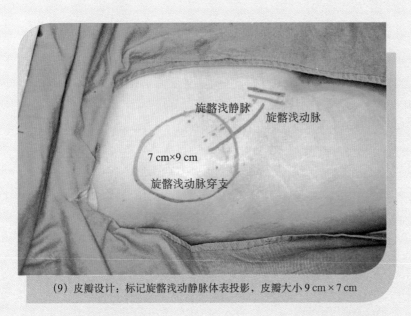

旋髂浅静脉　　旋髂浅动脉

7 cm×9 cm

旋髂浅动脉穿支

(9) 皮瓣设计：标记旋髂浅动静脉体表投影，皮瓣大小 9 cm × 7 cm

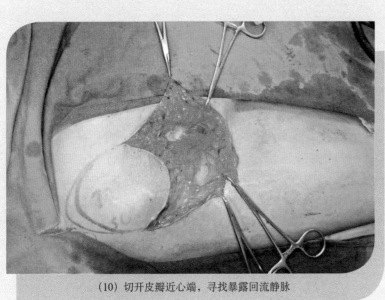

(10) 切开皮瓣近心端，寻找暴露回流静脉

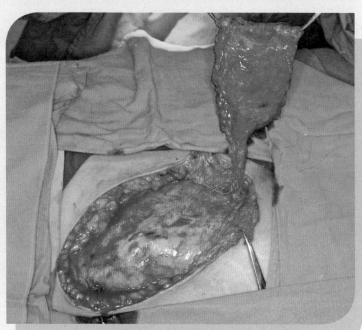

（11）完全切开皮瓣周围组织，追踪旋髂浅动静脉至起始部

（12）垂直提起皮瓣，显示血管蒂长度，满足受区要求

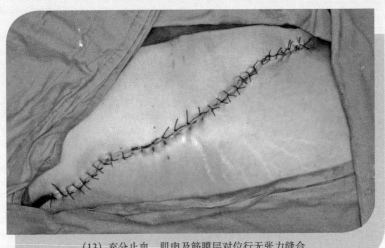

（13）充分止血，肌肉及筋膜层对位行无张力缝合

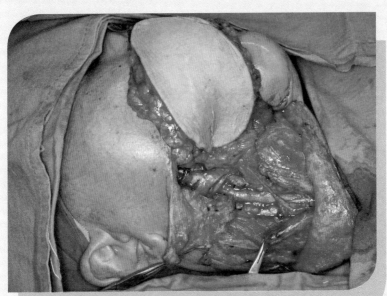

（14）皮瓣就位，理顺血管方向，依次吻合旋髂浅动静脉

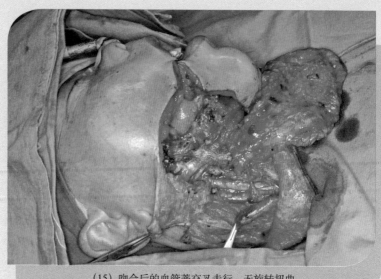

（15）吻合后的血管蒂交叉走行，无旋转扭曲

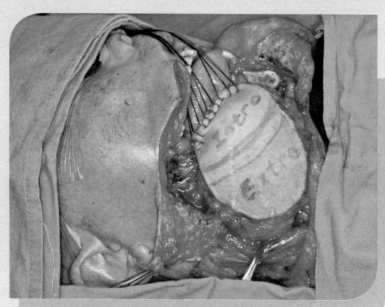

（16）皮瓣远心端与口腔内舌侧黏膜缝合

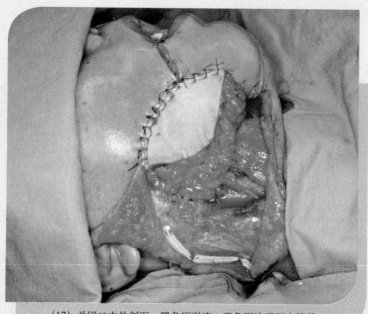

（17）关闭口内外创面，置负压引流，避免压迫吸引血管蒂

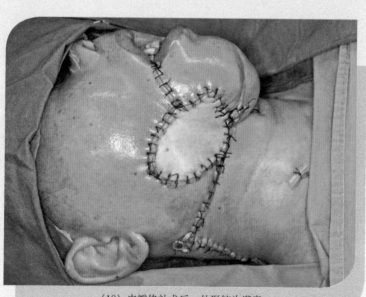

（18）皮瓣修补术后，外形较为满意

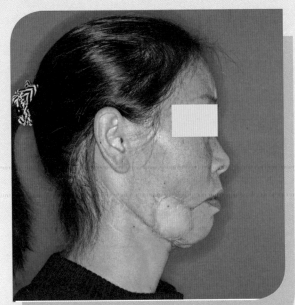

（19）术后口外照片

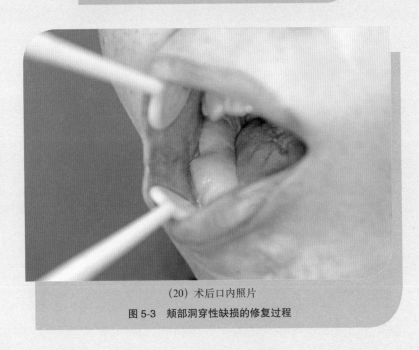

（20）术后口内照片

图5-3　颊部洞穿性缺损的修复过程

5.4 原发性舌癌舌部缺损的修复

案例：患者杜某某，男性，50 岁，右舌原发鳞癌，4 cm × 3 cm，浸润性，门诊活检明确诊断，入院后，完善术前检查及行旋髂浅动脉穿支评估，而后全麻下行下唇正中入路右舌鳞癌扩大切除，同期颈部 I ~ IV 区淋巴结清扫，应用旋髂浅动脉穿支皮瓣修复舌部缺损（见图 5-4）。

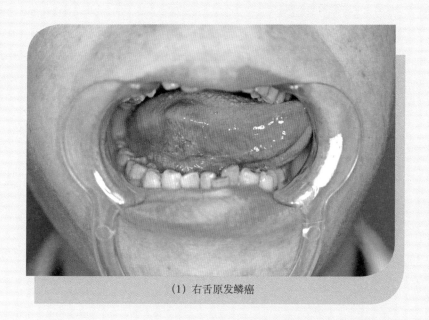

（1）右舌原发鳞癌

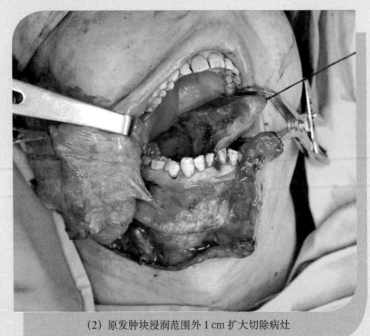

（2）原发肿块浸润范围外1 cm扩大切除病灶

股动脉

旋髂深动脉

旋髂浅动脉

皮瓣

8 cm×5 cm

Dr. H. Y

（3）皮瓣设计：标记旋髂浅动静脉体表投影，皮瓣大小8 cm×5 cm

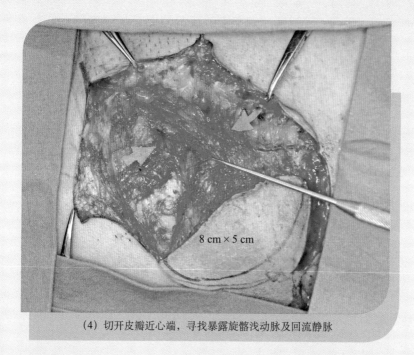

8 cm × 5 cm

（4）切开皮瓣近心端，寻找暴露旋髂浅动脉及回流静脉

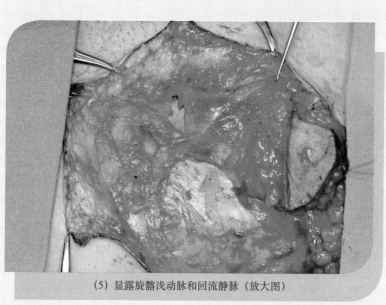

（5）显露旋髂浅动脉和回流静脉（放大图）

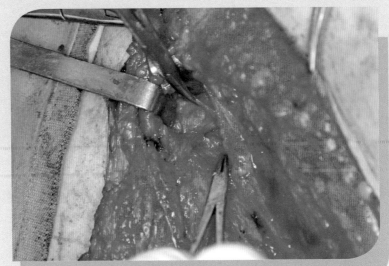

（6）暴露股动脉旋髂浅动脉起始部

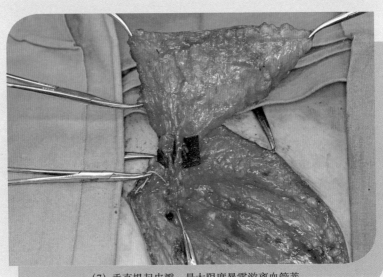

（7）垂直提起皮瓣，最大限度暴露游离血管蒂

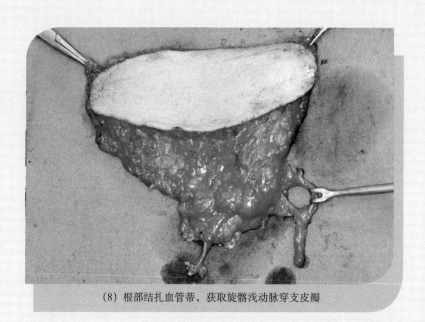

（8）根部结扎血管蒂，获取旋髂浅动脉穿支皮瓣

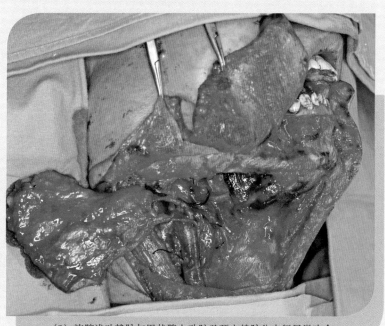

（9）旋髂浅动静脉与甲状腺上动脉及颈内静脉分支行显微吻合

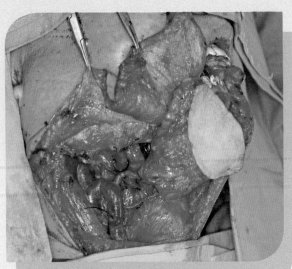

（10）向上翻转皮瓣，穿过下颌骨下缘修补舌部缺损

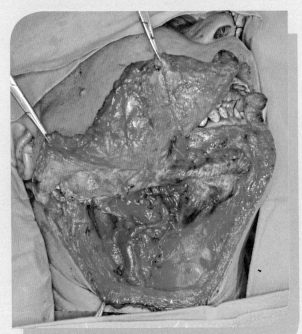

（11）理顺颈部血管蒂，避免局部组织扭转及受压

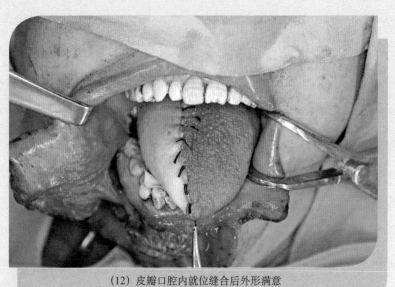

（12）皮瓣口腔内就位缝合后外形满意

图 5-4　原发性舌癌舌部缺损的修复过程

5.5　复发性舌癌舌部缺损的修复

案例：患者郭某某，女性，53 岁，左舌鳞癌外院术后复发，临床检查左舌部原术区黏膜糜烂，触诊肿块感明显，完善术前检查及旋髂浅动脉穿支评估，而后全麻下行左舌复发病灶扩大切除（近半舌），同期行颈部 I~IV 区淋巴结清扫，应用旋髂浅动脉穿支皮瓣修复半舌缺损（见图 5-5）。

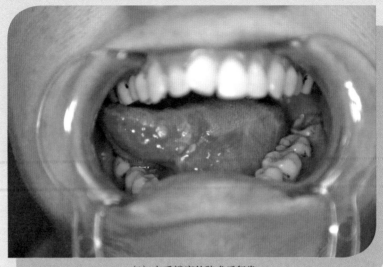

（1）左舌鳞癌外院术后复发

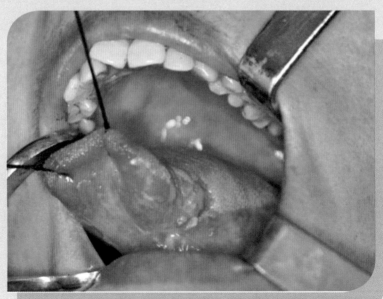

（2）开口器张口，舌尖牵引线充分暴露左舌部肿块

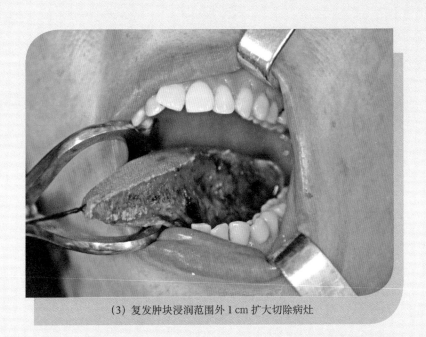

（3）复发肿块浸润范围外 1 cm 扩大切除病灶

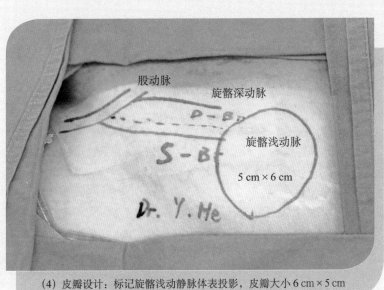

股动脉

旋髂深动脉

旋髂浅动脉

5 cm × 6 cm

（4）皮瓣设计：标记旋髂浅动静脉体表投影，皮瓣大小 6 cm × 5 cm

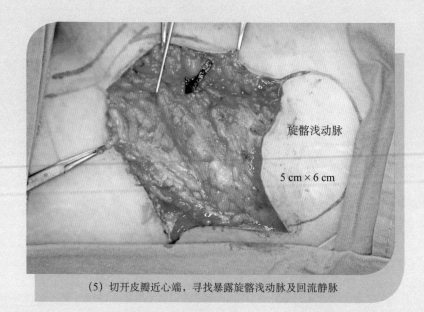

旋髂浅动脉

5 cm × 6 cm

（5）切开皮瓣近心端，寻找暴露旋髂浅动脉及回流静脉

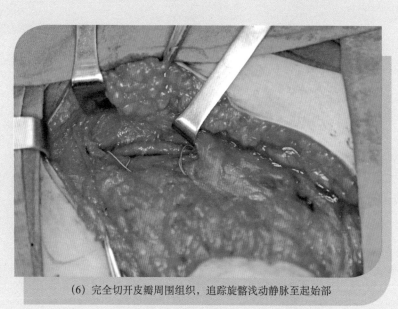

（6）完全切开皮瓣周围组织，追踪旋髂浅动静脉至起始部

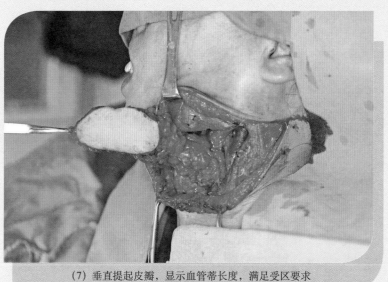

（7）垂直提起皮瓣，显示血管蒂长度，满足受区要求

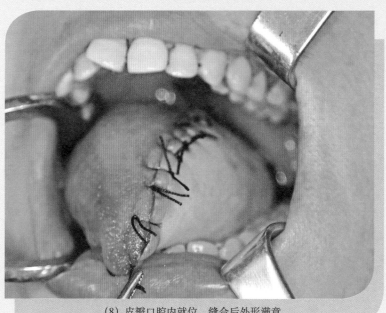

（8）皮瓣口腔内就位，缝合后外形满意

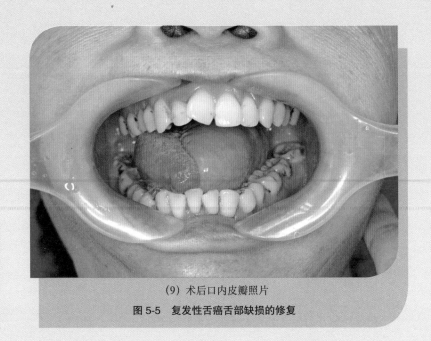

（9）术后口内皮瓣照片

图 5-5　复发性舌癌舌部缺损的修复

5.6　腭部缺损的修复

案例：患者，葛某某，女性，60 岁，左上牙龈前庭沟处鳞癌外院术后复发来上海交通大学医学院附属第九人民医院求治，门诊检查患者张口中度受限，左腭部、左上前庭沟，左颊部黏膜大面积肿胀溃烂，局部浸润明显，完善术前检查及旋髂浅动脉穿支评估，而后全麻下行左腭、左上颌骨，左颊部肿块扩大切除，同期行颈部 I ～ Ⅳ区淋巴结清扫，应用旋髂浅动脉穿支皮瓣修复腭颊部复合性缺损（见图 5-6）。

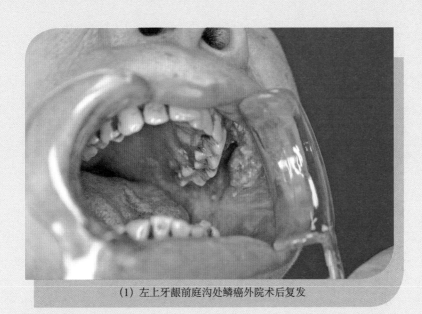

（1）左上牙龈前庭沟处鳞癌外院术后复发

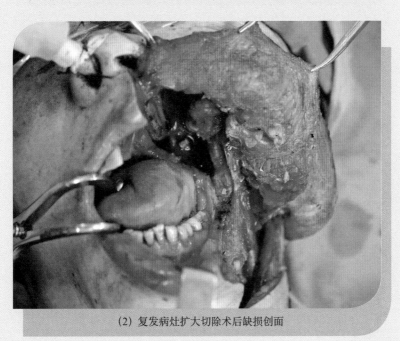

（2）复发病灶扩大切除术后缺损创面

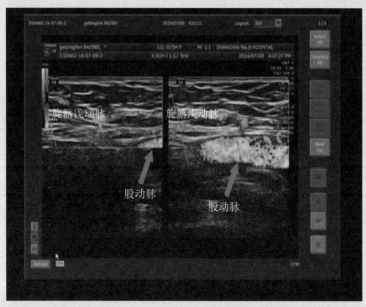

（3）术前 B 超检查行动脉血管评估

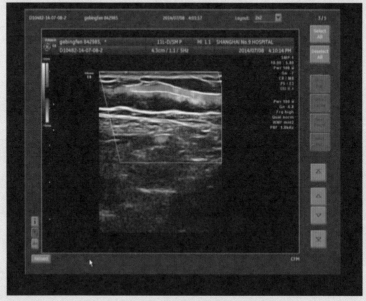

（4）术前 B 超检查行回流静脉血管评估

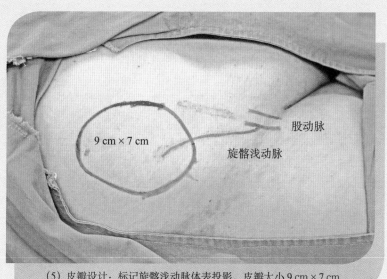

股动脉

旋髂浅动脉

9 cm × 7 cm

（5）皮瓣设计：标记旋髂浅动脉体表投影，皮瓣大小 9 cm × 7 cm

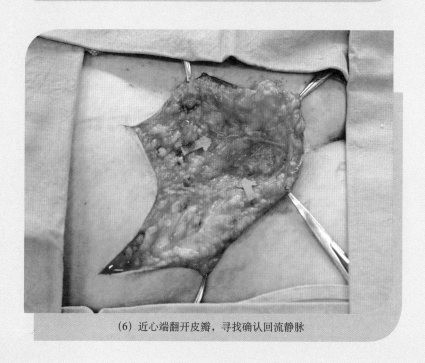

（6）近心端翻开皮瓣，寻找确认回流静脉

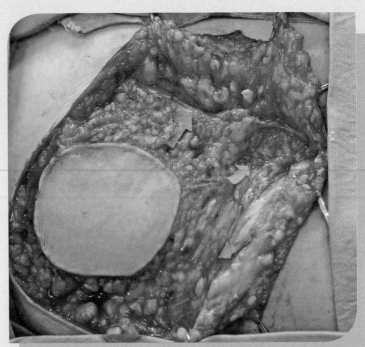

(7) 完全切开皮瓣周围组织，追踪旋髂浅动静脉至起始部

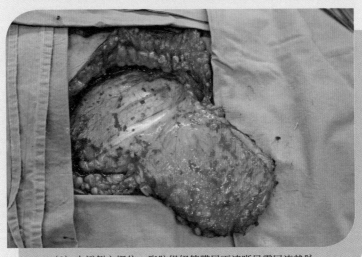

(8) 皮瓣侧方摆位，脂肪组织筋膜层下清晰显露回流静脉

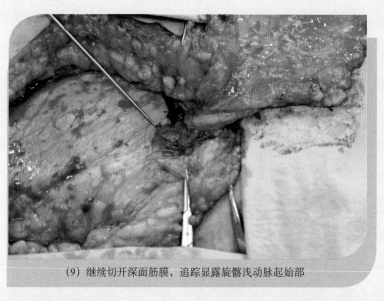

（9）继续切开深面筋膜，追踪显露旋髂浅动脉起始部

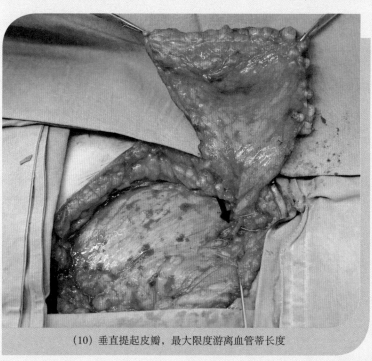

（10）垂直提起皮瓣，最大限度游离血管蒂长度

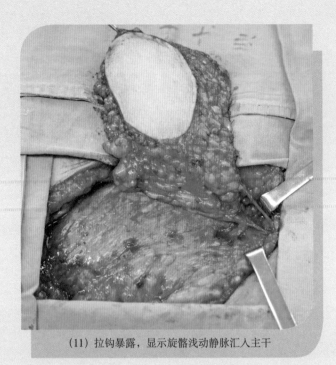

（11）拉钩暴露，显示旋髂浅动静脉汇入主干

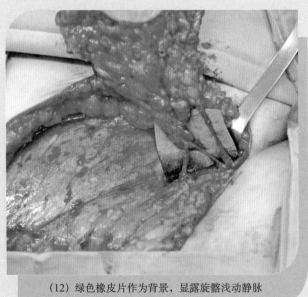

（12）绿色橡皮片作为背景，显露旋髂浅动静脉

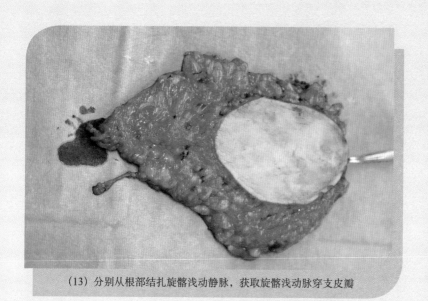

（13）分别从根部结扎旋髂浅动静脉，获取旋髂浅动脉穿支皮瓣

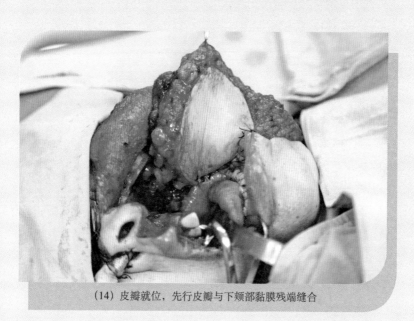

（14）皮瓣就位，先行皮瓣与下颊部黏膜残端缝合

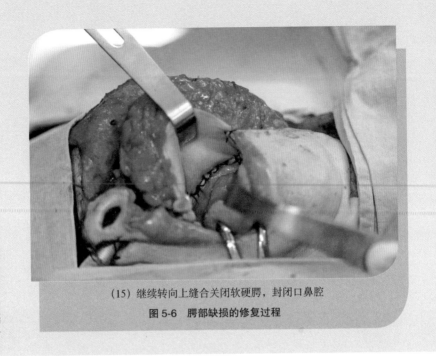

（15）继续转向上缝合关闭软硬腭，封闭口鼻腔

图 5-6　腭部缺损的修复过程

5.7　磨牙后区咽旁缺损的修复

案例：颜某某，女性，23 岁，左下磨牙后区咽旁鳞癌，门诊检查患者张口轻度受限，左腭部、咽旁肿块，向下延伸至磨牙后区，局部浸润明显，完善术前检查及行旋髂浅动脉穿支评估，而后全麻下行左腭、咽旁肿块扩大切除，左上颌骨及下颌骨部分切除，同期行颈部 I~IV 区淋巴结清扫，应用旋髂浅动脉穿支皮瓣修复腭咽旁颊部复合性缺损（见图 5-7）。

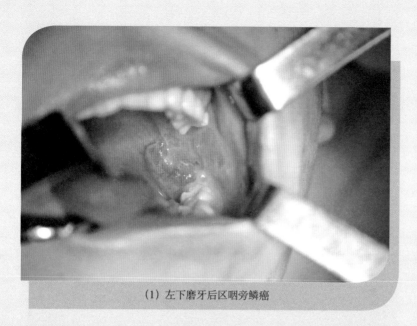

（1）左下磨牙后区咽旁鳞癌

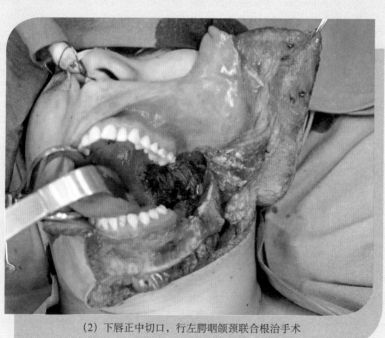

（2）下唇正中切口，行左腭咽颌颈联合根治手术

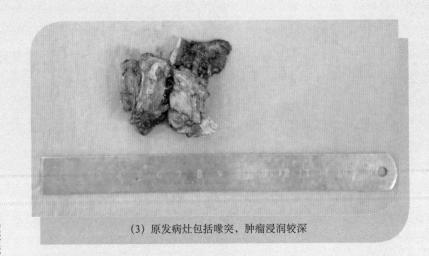

(3) 原发病灶包括喙突，肿瘤浸润较深

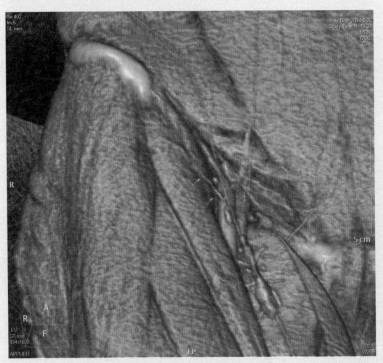

(4) 术前 CTA 检查评估旋髂浅动脉穿支

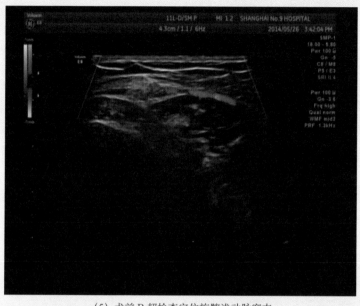

（5）术前 B 超检查定位旋髂浅动脉穿支

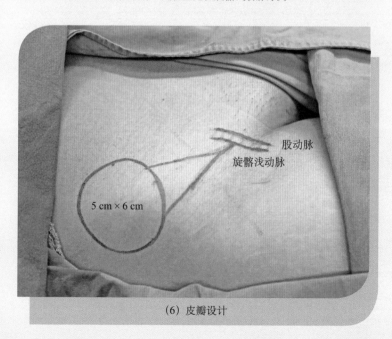

股动脉

旋髂浅动脉

5 cm × 6 cm

（6）皮瓣设计

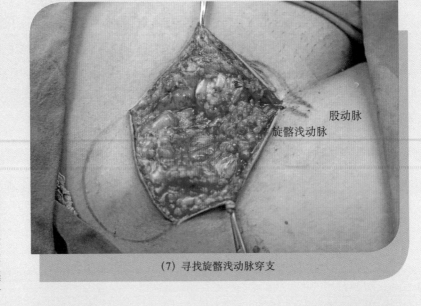

股动脉

旋髂浅动脉

(7) 寻找旋髂浅动脉穿支

股动脉

旋髂浅动脉

(8) 找到旋髂浅动脉穿支

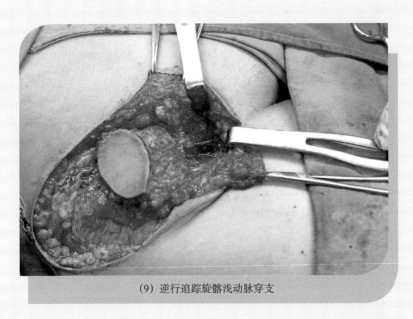

（9）逆行追踪旋髂浅动脉穿支

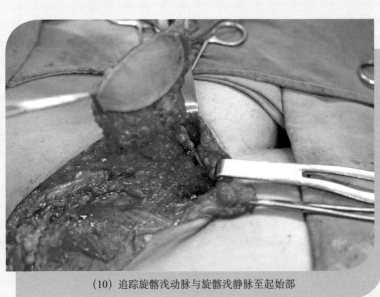

（10）追踪旋髂浅动脉与旋髂浅静脉至起始部

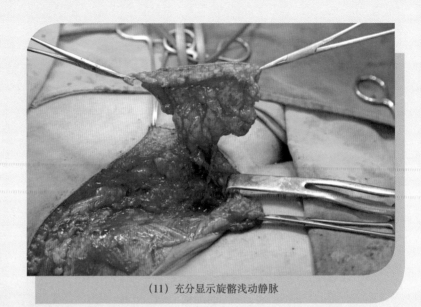

（11）充分显示旋髂浅动静脉

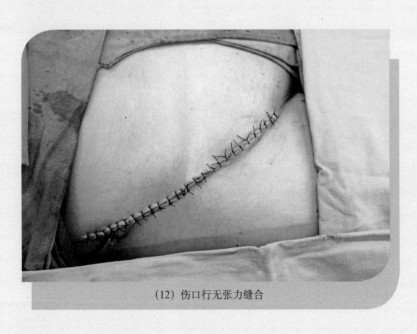

（12）伤口行无张力缝合

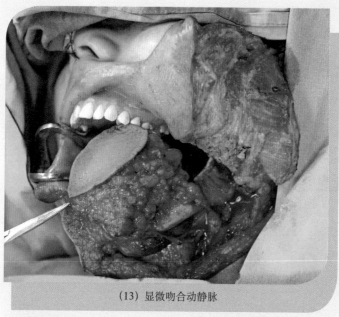

（13）显微吻合动静脉

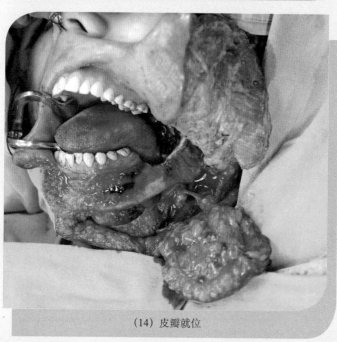

（14）皮瓣就位

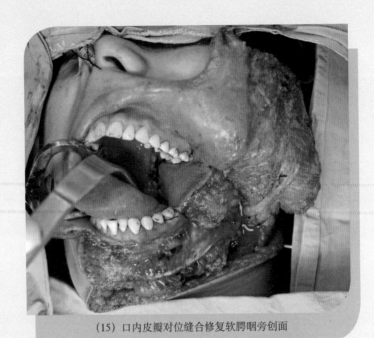

（15）口内皮瓣对位缝合修复软腭咽旁创面

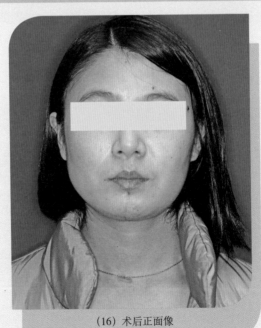

（16）术后正面像

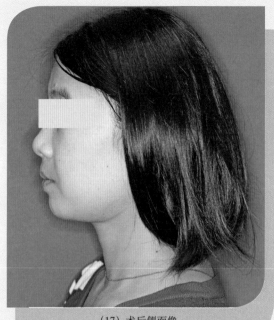

（17）术后侧面像

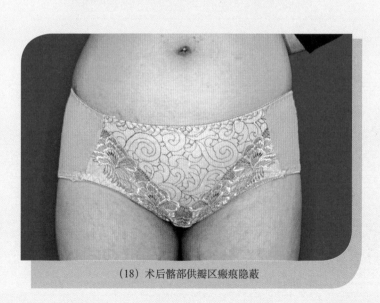

（18）术后髂部供瓣区瘢痕隐蔽

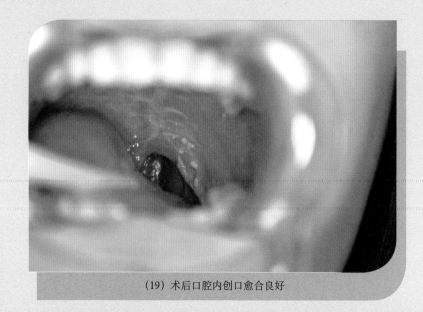

（19）术后口腔内创口愈合良好

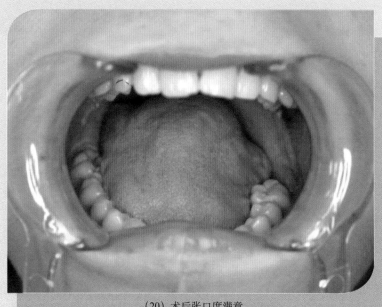

（20）术后张口度满意

图 5-7　磨牙后区咽旁缺损的修复过程

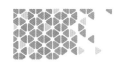

6 微血管吻合器在旋髂浅动脉穿支皮瓣中的应用

快速有效地吻合血管，保证其有较高的通畅率，始终是肿瘤修复重建外科医生追求的目标。微血管吻合器的出现为显微血管吻合提供了一种新的选择。微血管吻合器系统于 1962 年由 Nakayama 设计，1986 年经 Ostrup 和 Berggren 改良，形成 Unilink 微血管吻合系统。目前，临床应用广泛的为 Coupler 微血管吻合系统，已经成为血管化皮瓣修复时静脉吻合的常用方式。

6.1 微血管吻合器及其装载系统

6.1.1 微血管吻合器

微血管吻合器由超高分子聚乙烯及外科级脱磁不锈钢针组成，通过针与孔的物理铆合方式实现血管的畅通吻合（见图 6-1）。

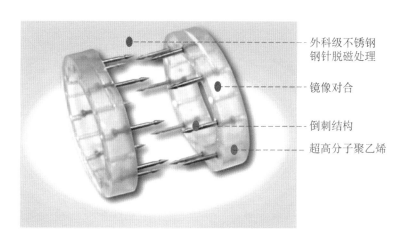

外科级不锈钢钢针脱磁处理

镜像对合

倒刺结构

超高分子聚乙烯

图 6-1　微血管吻合器

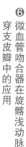

6.1.2　微血管吻合器装载系统

包括血管吻合器手柄（见图 6-2）、血管吻合镊（见图 6-3）和血管量规（见图 6-4）。

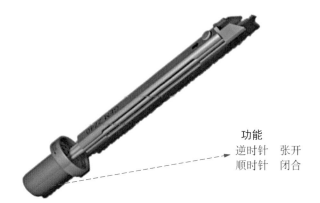

功能
逆时针　张开
顺时针　闭合

图 6-2　血管吻合器手柄

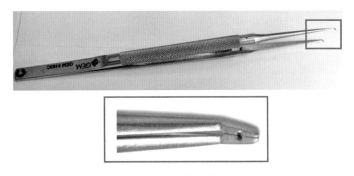

图 6-3　血管吻合镊

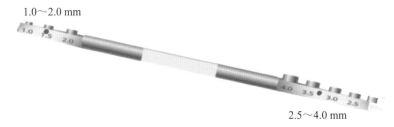

1.0～2.0 mm

2.5～4.0 mm

图 6-4　血管量规

6.2 微血管吻合器的优势与临床适应证

6.2.1 优势

（1）Coupler套环在吻合口处具有一定的支撑作用，以维持管腔固有形态，在一定程度上可减少由于血管痉挛引起的管腔狭窄，又可避免吻合口受压造成血流速度减慢。

（2）可靠外翻，内膜与内膜直接贴合，避免异物及外膜组织卷入。

（3）套环装置上钢针均匀分布，钢针数量随口径扩大而增多，咬合紧密，有效固定。

（4）操作简便易行，吻合速度快，明显缩短组织缺血时间，减少皮瓣内源性损伤。

6.2.2 临床适应证

对外径0.8～4.3 mm、壁厚0.5 mm以下的血管，包括动、静脉，均适合采用微血管吻合器进行吻合；在吻合方式上，适用于端端吻合及端侧吻合（见图6-5）。

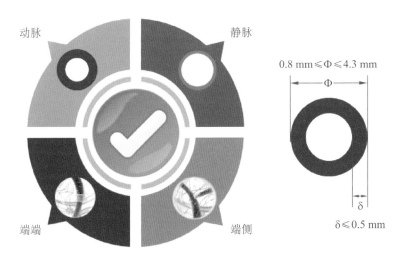

图6-5　微血管吻合器适应证示意图

6.3 微血管吻合器操作应用方法

6.3.1 吻合前血管的准备

（1）良好的显露：解剖游离出需要吻合的血管，使血管可适当拉长 2~3 cm，以弥补缺损间隙，进行直接吻合。

（2）检查血流状况：选用的动脉在松开动脉夹时，动脉近心端应有活动性喷血；如喷血不旺，应考虑有局部阻塞，可以酌情再修剪一段，直至喷血旺盛，必要时可以改用其他动脉。

（3）修剪外膜：无创显微镊子提起血管断端周围的外膜，向血管断面方向牵拉后予以切除，使血管断口光滑，防止血管吻合时将外膜带入管腔内，一般每侧断端剥离外膜各 0.5~1 cm（见图 6-6）。

（4）冲洗湿润管腔：用肝素盐水（每 100 ml 生理盐水内含 12.5 mg 肝素）保持血管吻合口处的温润，清洁视野，防止吻合口小血栓形成。

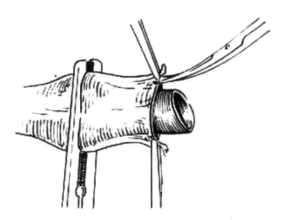

图 6-6　血管制备（外膜修剪）

6.3.2 预估测量管径

（1）轻柔扩张血管，使用血管量规预估每条血管外径（见

图 6-7）。

（2）量规上的圆形导环不可置于血管腔内。

（3）选择使用微血管吻合器型号时，应当考虑血管的痉挛程度和血管弹性。

（4）安装微血管吻合器（见图 6-8）。

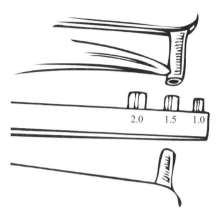

图 6-7　比对测量血管管径（mm）

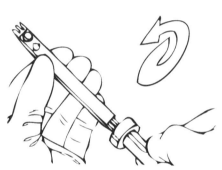

（1）逆时针旋松吻合器柄

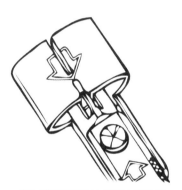

（2）将匹配的吻合器插入柄头端

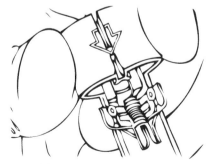

（3）向下送入直至听到咔嗒声

图 6-8　安装微血管吻合器

6.3.3 挂针规范

（1）一定要保证处于吻合环内径处的血管内膜是完整光滑的。

（2）操作中不要钳夹、损伤血管壁，套入血管前要观察血管不要扭曲。

（3）顺行、无张力条件下摆放血管后，手柄垂直于血管长度，再套入血管。

（4）做游离皮瓣手术时，需先套挂皮瓣（活动度大的）血管，再套挂受区血管。

（5）钢针全部穿透血管壁，一旦发现挂针时血管有撕裂，应剪掉该段血管再重新挂针。

6.3.4 挂针步骤

（1）垂直血管放置吻合器械，使用显微外科镊子通过其中一个微血管吻合器套环牵拉一条血管末端。

（2）镊住 1~2 个针直径的血管壁和内膜层，外翻 90°角并且将它刺穿在 1 个针上（见图 6-9）。

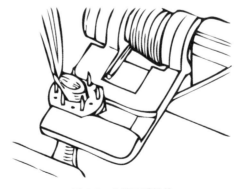

图 6-9　血管外膜挂钩

（3）继续以三角形方式，刺穿血管牢固的放置在每隔 1 个的针上，完成 3 个针（见图 6-10）。

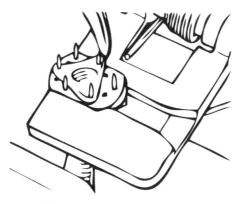

图 6-10　血管三角位点外膜挂钩

（4）将血管刺穿在其余 3 个中间针上，完成血管定位（见图 6-11）。

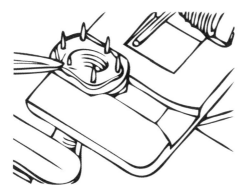

图 6-11　完成全部位点外膜挂钩

（5）检查确认血管壁和内膜层均完全刺穿在每个针上，减少血栓形成的风险。

（6）顺时针方向旋转吻合器械手柄合拢套环（见图 6-12和图 6-13）。

（7）转动手柄直至顶出杆正开始移动现有的连接套环。

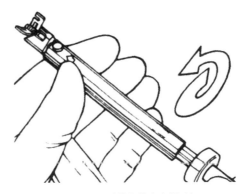

图 6-12　顺时针旋转吻合器手柄

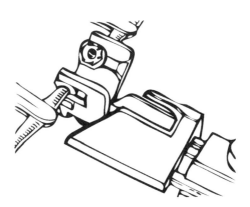

图 6-13　收紧吻合器完成微血管吻合（一）

（8）继续旋转，顶出连接套环前，用小止血钳轻轻挤压并列钳夹末端，保证套环贴紧并且紧密压合（见图6-14和图6-15）。

（9）进一步顺时针方向旋转吻合器械手柄顶出连接套环。

（10）松开血管夹前，在手术显微镜下检查吻合。

（11）松开血管夹，应用两把显微血管镊子，进行勒血试验，确认吻合血管通畅。

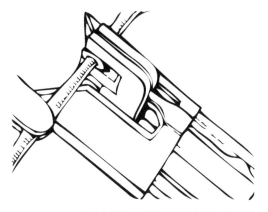

图 6-14　收紧吻合器完成微血管吻合（二）

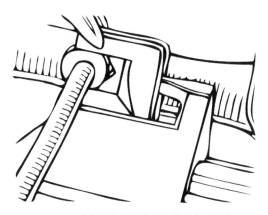

图 6-15　收紧吻合器完成微血管吻合（三）

　　注意：吻合器管径过大，会出现挂钩后血管内膜撕裂（见图 6-16），吻合器管径过小，会造成挂钩后血管管腔未充分撑开，均可能导致吻合失败（见图 6-17）。

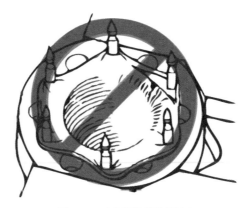

图 6-16　吻合器管径选择过大

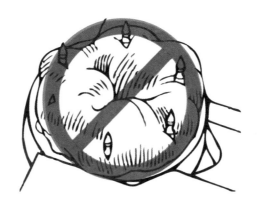

图 6-17　吻合器管径选择过小

6.4　微血管吻合器临床应用实例

6.4.1　实例操作

为更加形象地展现微血管吻合器系统在临床的应用，我们按照理论叙述的层次将实际操作步骤进行分解，具体如图 6-18 所示。

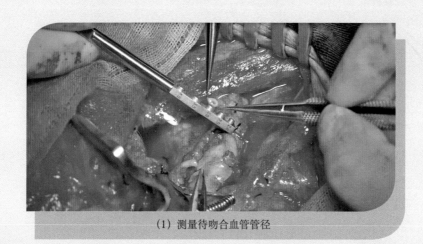

（1）测量待吻合血管管径

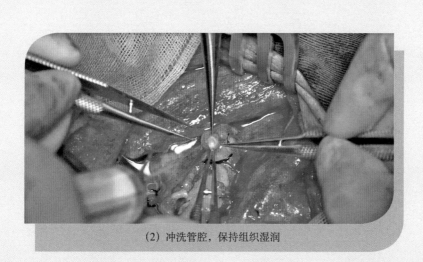

（2）冲洗管腔，保持组织湿润

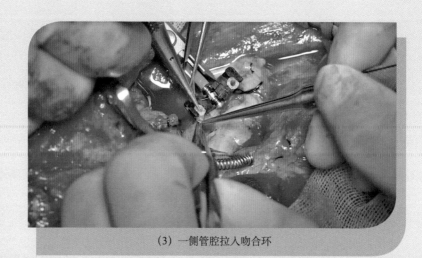

（3）一侧管腔拉入吻合环

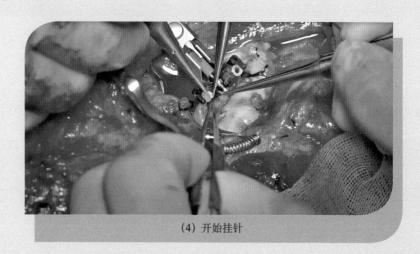

（4）开始挂针

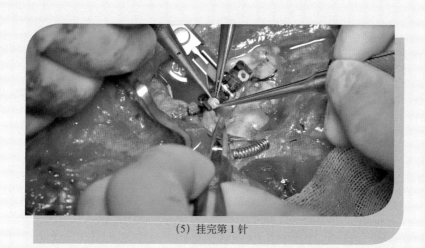

(5) 挂完第 1 针

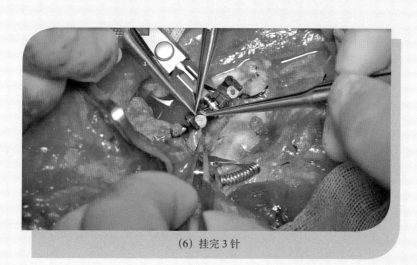

(6) 挂完 3 针

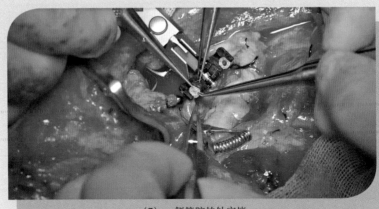

（7）一侧管腔挂针完毕

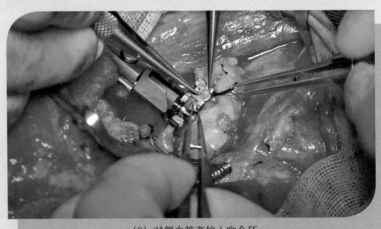

（8）对侧血管牵拉入吻合环

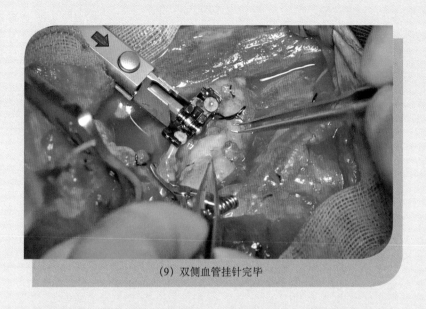

（9）双侧血管挂针完毕

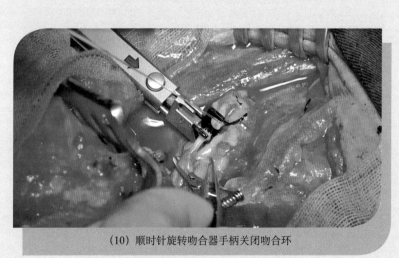

（10）顺时针旋转吻合器手柄关闭吻合环

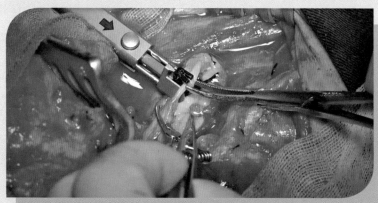

（11）关闭吻合环后继续旋转慢慢退出

（12）最后完全退出前，血管钳辅助钳夹收紧

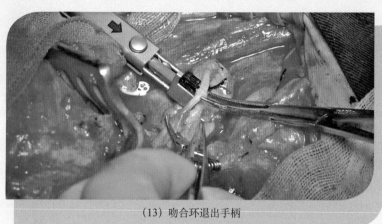

（13）吻合环退出手柄

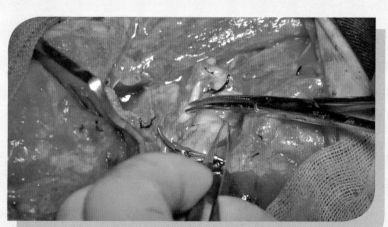

（14）继续多方位轻柔钳夹吻合环直至全部收紧

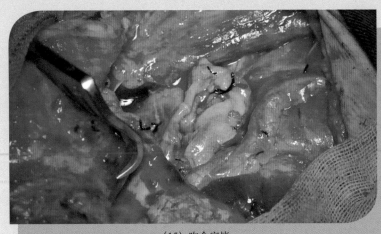

（15）吻合完毕

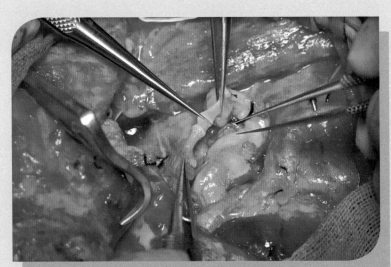

（16）勒血试验检测吻合血管的通畅性

图 6-18　临床应用实例操作步骤

6.4.2　临床应用注意事项

（1）正确测量血管直径是最关键步骤，一定要充分柔和扩张血管后再测量血管外径，避免测量不准确造成选择尺寸错误。

（2）微血管吻合器在放置过程中尤其需要注意避免血管扭曲。

（3）注意尽量选择直持针器扩张会比较均匀，而显微镊容易使扩张不均匀。

（4）吻合器选择要适中，遵循静脉就小原则，动脉就大原则。

（5）吻合前仔细检查器械及吻合器的完好度。

（6）钢针全部穿透血管壁，一旦发现挂针时血管有撕裂，应剪掉该段血管再重新挂针。

（7）注意患者的自身条件（包括全身系统性疾病和年龄），以及手术室内温度等多种可以影响患者血管通畅的因素。

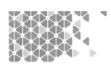

［1］ Ma C, Tian Z, Kalfarentzos E, et al. Superficial circumflex iliac artery perforator flap for tongue reconstruction[J]. Oral Surg Oral Med Oral Pathol Oral Radiol, 2016,121(4):373−380.

［2］ Ma C, Tian Z, Kalfarentzos E, et al. Superficial circumflex iliac artery perforator flap: a promising candidate for large soft tissue reconstruction of retromolar and lateral buccal defects after oncologic surgery[J]. J Oral Maxillofac Surg, 2015,73(8):1641−1650.

［3］ Jin S, He Y, Tian Z, et al. Superficial circumflex iliac artery perforator flap aided by color Doppler sonography mapping for like-with-like buccal reconstruction[J]. Oral Surg Oral Med Oral Pathol Oral Radiol, 2015,119(2):170−176.

［4］ He Y, Tian Z, Ma C, et al. Superficial circumflex iliac artery perforator flap: identification of the perforator by computed tomography angiography and reconstruction of a complex lower lip defect[J]. Int J Oral Maxillofac Surg, 2015,44(4):419−423.

［5］ 何悦, 金淑芳, 田卓炜, 等. 旋髂浅动脉穿支皮瓣的临床解剖学研究及其在舌癌缺损修复中的应用 [J]. 中国肿瘤临床, 2015,42(16):813−816.

［6］ 何悦, 金淑芳, 方旱, 等. 旋髂浅动脉穿支皮瓣在口腔癌修复中的应用研究 [J]. 上海交通大学学报（医学版）, 2016, 36 (8):1175−1180.

［7］ 阮敏, 马春跃, 周辉红, 等. 旋髂浅动脉穿支皮瓣修复颊癌术后缺损的临床应用 [J]. 口腔医学研究, 2017, 33 (8): 966−969.

［8］ McGregor I A, Jackson I T. The groin flap [J]. Br J Plast Surg, 1972, 25 (1):3−16.

［9］ Daniel R K, Taylor G I. Distant transfer of an island flap by microvascular anastomoses. A clinical technique [J]. Plast Reconstr Surg, 1973, 52(2):111−117.

［10］ Koshima I, Nanba Y, Tsutsui T, et al. Superficial circumflex iliac artery perforator flap for reconstruction of limb defects[J]. Plast Reconstr Surg, 2004, 113(1):233−240.

［11］ Kao H K, Chang K P, Wei F C, et al. Comparison of the medial sural artery perforator flap with the radial forearm flap for head and neck reconstructions[J]. Plast Reconstr Surg, 2009,124(4):1125—1132.

[12] Koshima I, Yamamoto T, Narushima M, et al. Perforator flaps and supermicrosurgery[J]. Clin Plast Surg, 2010,37(4):683-689, vii—iii.

[13] McGregor I A, Jackson I T. The groin flap[J]. Br J Plast Surg, 1972,25(1):3—16.

[14] Daniel R K, Taylor G I. Distant transfer of an island flap by microvascular anastomoses. A clinical technique[J]. Plast Reconstr Surg, 1973,52(2):111—117.

[15] Koshima I, Nanba Y, Tsutsui T, et al. Superficial circumflex iliac artery perforator flap for reconstruction of limb defects[J]. Plasti Reconstr Surg, 2004,113(1):233—240.

[16] Hong J P, Sun S H, Ben-Nakhi M. Modified superficial circumflex iliac artery perforator flap and supermicrosurgery technique for lower extremity reconstruction: a new approach for moderate-sized defects[J]. Ann Plast Surg, 2013,71(4):380—383.

[17] Koshima I, Nanba Y, Nagai A, et al. Penile reconstruction with bilateral superficial circumflex iliac artery perforator (SCIP) flaps[J]. J Reconstr Microsurg, 2006,22(3):137—142.

[18] Yoo K W, Shin H W, Lee H K. A case of urethral reconstruction using a superficial circumflex iliac artery[J]. Arch Plast Surg,2012,39(3):253—256.

[19] Iida T, Mihara M, Yoshimatsu H, et al. Reconstruction of the external auditory canal using a super-thin superficial circumflex iliac perforator flap after tumour resection[J]. J Plast Reconstr Aesthet Surg, 2013,66(3):430—433.

[20] Green R, Rahman K M, Owen S, et al. The superficial circumflex iliac artery perforator flap in intra-oral reconstruction[J]. J Plast Reconstr Aesthet Surg, 2013,66(12):1683—1687.

[21] Hsu W M, Chao W N, Yang C, et al. Evolution of the free groin flap: the superficial circumflex iliac artery perforator flap[J]. Plasti Reconstr Surg, 2007,119(5):1491—1498.

[22] Sinna R, Hajji H, Qassemyar Q, et al. Anatomical background of the perforator flap based on the deep branch of the superficial circumflex iliac artery (SCIP Flap): a cadaveric study[J]. Eplasty, 2010,10:e11.

[23] Rozen W M, Phillips T J, Ashton M W, et al. Preoperative imaging for DIEA perforator flaps: a comparative study of computed tomographic angiography and Doppler ultrasound[J]. Plast Reconstr Surg, 2008,121(1 Suppl):1—8.

参考文献

111

[24] Versluis B, Tuinder S, Boetes C, et al. Equilibrium-phase high spatial resolution contrast-enhanced MR angiography at 1.5T in preoperative imaging for perforator flap breast reconstruction[J]. PLoS One, 2013,8(8):e71286.

[25] Yu P, Youssef A. Efficacy of the handheld Doppler in preoperative identification of the cutaneous perforators in the anterolateral thigh flap[J]. Plast Reconstr Surg, 2006,118(4):928−933; discussion 934−925.

[26] Yang J F, Wang B Y, Zhao Z H, et al. Clinical applications of preoperative perforator planning using CT angiography in the anterolateral thigh perforator flap transplantation[J]. Clin Radiol, 2013,68(6):568−573.

[27] Vasile J V, Levine J L. Magnetic resonance angiography in perforator flap breast reconstruction[J]. Gland Surg, 2016,5(2):197−211.

[28] Iida T, Mihara M, Yoshimatsu H, et al. Versatility of the superficial circumflex iliac artery perforator flap in head and neck reconstruction[J]. Ann Plast Surg, 2014,72(3):332−336.

[29] Iida T, Mihara M, Narushima M, et al. A sensate superficial circumflex iliac perforator flap based on lateral cutaneous branches of the intercostal nerves[J]. J Plast Reconstr Aesthet Surg, 2012,65(4):538−540.

[30] Iida T. Superficial circumflex iliac perforator (SCIP) flap: variations of the SCIP flap and their clinical applications[J]. J Reconstr Microsurg, 2014,30(7):505−508.

[31] Goh T L, Park S W, Cho J Y, et al. The search for the ideal thin skin flap: superficial circumflex iliac artery perforator flap—a review of 210 cases[J]. Plast Reconstr Surg, 2015,135(2):592−601.

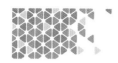

索 引
（以汉语拼音为序）